CORPVS
MEDICORVM GRAECORVM

EDIDERVNT
ACADEMIAE BEROLINENSIS HAVNIENSIS
LIPSIENSIS

I 2,3

HIPPOCRATIS

DE MORBIS III

EDIDIT, IN LINGVAM GERMANICAM VERTIT,
COMMENTATVS EST

PAUL POTTER

BEROLINI IN AEDIBVS ACADEMIAE SCIENTIARVM MCMLXXX

HIPPOKRATES

ÜBER DIE KRANKHEITEN III

HERAUSGEGEBEN, ÜBERSETZT UND ERLÄUTERT

VON

PAUL POTTER

AKADEMIE-VERLAG · BERLIN 1980

Erschienen im Akademie-Verlag, DDR – 108 Berlin, Leipziger Straße 3–4

Lizenznummer: 202 · 100/120/80
Herstellung: IV/2/14 VEB Druckerei »Gottfried Wilhelm Leibniz«,
445 Gräfenhainichen · 5298
Bestellnummer: 753 581 1 (2028/23) · LSV 2006
Printed in GDR
DDR 42,– M

TO THE MEMORY OF

DOUGLAS YOUNG

VORWORT

Die vorliegende Schrift „Über die Krankheiten“ ist in der handschriftlichen Tradition des Corpus Hippocraticum als drittes Buch einer insgesamt vier Bücher umfassenden Abhandlung mit dem gleichen Titel überliefert. Bei diesen vier Büchern handelt es sich jedoch um vier von verschiedenen Verfassern herrührende selbständige Traktate, von denen die ersten drei jeweils eine Sammlung von allgemeinen Krankheitsbeschreibungen darstellen, während das vierte Buch als zu dem Schriftenkomplex „Über den Samen“/„Über die Natur des Kindes“ gehörig zu betrachten ist.

In dem in diesem Band edierten Text, der in den Jahrzehnten um 400 v. u. Z. entstanden sein dürfte, werden 16 Krankheitsbeschreibungen geboten, die neben akuten Erkrankungen des Gesamtkörpers auch solche bestimmter Körperpartien und einzelner Körperteile erfassen. Die Krankheitsbeschreibungen mit ihren Angaben zu den Symptomen, zum Verlauf, zur Prognose und zur Behandlung der jeweiligen Krankheit weisen den Verfasser als einen in der medizinischen Praxis erfahrenen Arzt aus. Bemerkungen zur Ätiologie der einzelnen Krankheiten, die in anderen, vergleichbaren Schriften aus der hippokratischen Schriftensammlung fester Bestandteil der Krankheitsbeschreibungen sind, fehlen dagegen fast ganz. Dieser offensichtlich bewußte Verzicht auf eine theoretische Fundierung des vorgelegten Materials dürfte auf das Anliegen des Autors zurückzuführen sein, seinen Fachkollegen mit seinem Werk eine Zusammenstellung der in der ärztlichen Praxis besonders häufig vorkommenden Krankheiten an die Hand zu geben, der sie im Bedarfsfall wertvolle Hinweise für Diagnose und Prognose sowie für die einzuschlagende Therapie entnehmen konnten.

Wenn nun auch die ausgesprochene Praxisbezogenheit dieser Schrift und das daraus resultierende Fehlen theoretischer Darlegungen im Hinblick auf die Person ihres Verfassers, von dem mit Sicherheit nur feststeht, daß er nicht Hippokrates war, kaum mehr als die Feststellung zulassen, daß er zu den würdigen Repräsentanten der Medizin seiner Zeit, d. h. der hippokratischen Medizin, gehörte, so ist das Werk doch gerade deshalb von großem Wert für uns, weil es uns in seiner unpretentiösen Art einen Einblick in die von jeder Theorie weitgehend unbelastete ärztliche Praxis im Griechenland des 5. und 4. Jh. zu gewähren vermag.

Die Textkonstituierung der vorliegenden kritischen Ausgabe der

Schrift „Über die Krankheiten“, die zuletzt in der zweiten Hälfte des 19. Jh. erschienen ist, basiert zum erstenmal auf der gesamten heute greifbaren Primär- und Sekundärüberlieferung und kann damit den Anspruch erheben, den Anforderungen der modernen Textkritik zu entsprechen. Die dem Text beigegebene deutsche Übersetzung und der vor allem auf die sachlichen Belange der Schrift ausgerichtete Kommentar sind dazu geeignet, diese in medizinischer Hinsicht bedeutsame Abhandlung der hippokratischen Schriftensammlung dem präsumtiven Benutzer sprachlich wie inhaltlich gleichermaßen voll zu erschließen.

Die Redaktion des
Corpus Medicorum Graecorum
Jutta Kollesch

INHALTSVERZEICHNIS

VERZEICHNIS DER ZITIERTEN AUSGABEN UND LITERATUR[1]

Alexanderson s. Hippokrates
F. Bechtel, Die griechischen Dialekte, Bd. III: Der ionische Dialekt, Berlin 1924
L. Bourgey, Observation et expérience chez les médecins de la Collection Hippocratique, Paris 1953
N. van Brock, Recherches sur le vocabulaire médical du grec ancien, Paris 1961
Caelius Aurelianus, On acute diseases and On chronic diseases, hrsg. u. übers. v. I. E. Drabkin, Chicago [1950]
A. Cornelii Celsi Quae supersunt, hrsg. v. F. Marx, CML I, Leipzig u. Berlin 1915
CMG = Corpus Medicorum Graecorum
CML = Corpus Medicorum Latinorum
Deichgräber s. Hippokrates
J. D. Denniston, The Greek particles, Oxford 1934
Diller s. Hippokrates
Pedanii Dioscuridis Anazarbei De materia medica, hrsg. v. M. Wellmann, 3 Bde., 2. Aufl., Berlin 1958
Drabkin s. Caelius Aurelianus
Erotiani Vocum Hippocraticarum collectio cum fragmentis, hrsg. v. E. Nachmanson, Uppsala 1918
Claudii Galeni Opera omnia, griech. u. lat. hrsg. v. C. G. Kühn, 20 Bde., Leipzig 1821–1833 (=K.)
Galeni In Hippocratis De victu acutorum comm. IV, hrsg. v. G. Helmreich; De diaeta Hippocratis in morbis acutis, hrsg. v. J. Westenberger, in: CMG V 9,1, Leipzig u. Berlin 1914
Galeni In Hippocratis Epidemiarum libr. VI comm. I–VI, hrsg. v. E. Wenkebach; comm. VI–VIII, übers. v. F. Pfaff, CMG V 10,2,2, 2. Aufl., Berlin 1956
H. Grensemann, Knidische Medizin. Teil I: Die Testimonien zur ältesten knidischen Lehre und Analysen knidischer Schriften im Corpus Hippocraticum, Ars Medica II 4,1, Berlin/NewYork 1975
– s. Hippokrates
A. E. Hanson, Studies in the textual tradition and the transmission of the gynecological treatises of the Hippocratic Corpus, Diss. Pennsylvania 1971
Œuvres complètes d'Hippocrate, hrsg., übers. u. erl. v. É. Littré, 10 Bde., Paris 1839–1861 (=Li.)
Hippocratis Opera quae feruntur omnia, hrsg. v. H. Kühlewein, 2 Bde., Leipzig 1894/1902 (=Kw.)
Hippocrates, hrsg. u. übers. (engl.) v. W. H. S. Jones, 4 Bde., London 1923–1931
Hippocratis De prisca medicina, hrsg. v. J. L. Heiberg, in: CMG I 1, Leipzig u. Berlin 1927
Hippokrates, Über Entstehung und Aufbau des menschlichen Körpers, hrsg., übers. u. erl. v. K. Deichgräber. Mit einem sprachwiss. Beitrag v. E. Schwyzer, Leipzig u. Berlin 1935

[1] Die Titel nur einmal zitierter Abhandlungen erscheinen mit vollständigen Angaben an der betreffenden Stelle. Eine Zusammenstellung der früheren Ausgaben und Übersetzungen der vorliegenden Schrift findet sich unten S. 51f.

Die hippokratische Schrift Prognostikon, hrsg. v. B. Alexanderson, Göteborg [1963] (Studia Graeca et Latina Gothoburgensia XVII)
Hippocrate, Du régime, hrsg. u. übers. v. R. Joly, Paris 1967
Die hippokratische Schrift De natura muliebri. Ausgabe und textkritischer Kommentar, v. H. Trapp, Diss. Hamburg 1967
Hippocratis De octimestri partu, De septimestri partu (spurium), hrsg., übers. u. erl. v. H. Grensemann, CMG I 2,1, Berlin 1968
Die hippokratische Schrift „Über die heilige Krankheit", hrsg., übers. u. erl. v. H. Grensemann, Ars Medica II 1, Berlin 1968
Hippocratis De aëre aquis locis, hrsg. u. übers. v. H. Diller, CMG I 1,2, Berlin 1970
Hippocratis De superfetatione, hrsg., übers. u. erl. v. C. Lienau, CMG I 2,2, Berlin 1973
J. Ilberg, Zur Überlieferung des hippokratischen Corpus, Rheinisches Museum 42, 1887, S. 436–461
–, Das Hippokrates-Glossar des Erotianos und seine ursprüngliche Gestalt, Abh. d. Königl. Sächs. Gesellsch. d. Wiss., phil.-hist. Kl., Bd. 14, Nr. 2, Leipzig 1893
–, Prolegomena, in: Hippocratis Opera, hrsg. v. H. Kühlewein, Bd. I, Leipzig 1894, S. V–LXIV
–, Die medizinische Schrift „Über die Siebenzahl" und die Schule von Knidos, in: Griechische Studien, Hermann Lipsius zum sechzigsten Geburtstag dargebracht, Leipzig 1894, S. 22–39
Joly s. Hippokrates
W. H. S. Jones, The medical writings of Anonymus Londinensis, Cambridge 1947
– s. Hippokrates
J. Jouanna, Hippocrate. Pour une archéologie de l'école de Cnide, Paris 1974
J. Kollesch, Die Stellung der knidischen Heilkunde in der wissenschaftlichen Medizin der Griechen, in: Corpus Hippocraticum, Actes du Colloque Hippocratique de Mons, hrsg. v. R. Joly, Mons 1977, S. 106–122
Kühlewein s. Hippokrates
H. G. Liddell, R. Scott u. H. S. Jones, A Greek-English lexicon, 9. Aufl., Oxford [1940] (=LSJ)
Lienau s. Hippokrates
J. Mansfeld, The pseudo-Hippocratic tract Περὶ ἑβδομάδων ch. 1–11 and Greek philosophy, Assen 1971
E. Nachmanson, Erotianstudien, Uppsala 1917
A. Nelson, Die hippokratische Schrift Περὶ φυσῶν. Text und Studien, Diss. Uppsala 1909
Oxford Classical Dictionary, 2. Aufl., Oxford 1970 (=OCD)
O. Poeppel, Die hippokratische Schrift Κῳακαὶ προγνώσεις und ihre Überlieferung, Diss. Kiel 1959 (maschinenschriftl.)
H. Polack, Textkritische Untersuchungen zu der hippokratischen Schrift Prorrhetikos I, Hamburg [1976]
G. Preiser, Die hippokratischen Schriften De iudicationibus und De diebus iudicatoriis. Ausgaben und kritische Bemerkungen, Diss. Kiel 1957 (maschinenschriftl.)
D. Raupach, Die handschriftliche Überlieferung der Schrift De Ulceribus, Diss. Göttingen 1965
A. Rivier, Recherches sur la tradition manuscrite du traité hippocratique „De morbo sacro", Bern [1962]
A. Rüst, Monographie der Sprache des hippokratischen Traktates Περὶ ἀέρων ὑδάτων τόπων, Diss. Freiburg, Schweiz 1952
W. D. Smith, Galen on Coans versus Cnidians, Bulletin of the History of Medicine 47, 1973, S. 569–585
Sorani Gynaeciorum libri IV, hrsg. v. J. Ilberg, in: CMG IV, Leipzig u. Berlin 1927
Soranus' Gynecology, übers. v. O. Temkin, Baltimore 1956
Temkin s. Soranus
R. Wittern, Die hippokratische Schrift De morbis I. Ausgabe, Übersetzung und Erläuterungen, Hildesheim/New York 1974 (Altertumswiss. Texte und Studien 3)

EINLEITUNG

I. Die griechischen Handschriften

Der vollständige griechische Text der hippokratischen Schrift Morb. III ist uns in 24 Handschriften überliefert; daneben enthält der Kodex Parisin. Gr. 2332 einige Abschnitte aus dem Text.[1] Bisher konnte weder eine arabische noch eine spätantike oder mittelalterliche lateinische Übersetzung des Werkes gefunden werden. Arabische Bibliographen kennen zwar den Titel[2], aber daraus ist nicht zu schließen, daß ihnen eine Übersetzung vorgelegen hat, sie können den Titel auch aus einem aus griechischer Tradition stammenden Pinax oder aus Galenzitaten entnommen haben.

Es handelt sich um die folgenden griechischen Handschriften (in ungefähr chronologischer Reihenfolge):

Vindobonensis Medicus Graecus 4	fol. 114b–132a	s. X/XI	Θ
Marcianus Venetus Graecus 269	fol. 121a–129a	s. X/XI	M
Parisinus Graecus 2142	fol. 152a–163a	s. XIII[3]	H
Parisinus Graecus 2140	fol. 100a–106a	s. XIV[4]	I

[1] Diese Handschriften sind bis auf zwei (Vossian. Gr. F. 10^I und Vindobon. Suppl. Gr. 13) bei H. Diels, Die Handschriften der antiken Ärzte. I. Teil: Hippokrates und Galenos, Abh. d. Königl. Preuß. Akad. d. Wiss. 1905, Berlin 1905 (Nachdr. Leipzig 1970), S. 26, und Erster Nachtrag zu den in den Abh. 1905 und 1906 veröffentlichten Katalogen: Die Handschriften der antiken Ärzte, Abh. d. Königl. Preuß. Akad. d. Wiss. 1907, Berlin 1908 (Nachdr. Leipzig 1970), S. 26, erwähnt. In zwei weiteren von Diels zitierten Quellen, dem Palatin. Gr. 192 und dem Reg. Suec. 182, fehlt in Wirklichkeit die Schrift. Sein Versehen ist im Fall des Palatin. Gr. 192 dadurch zu erklären, daß an der von ihm genannten Stelle die hippokratische Schrift Acut. (Sp.) vorliegt, deren Titel ἀρχὴ τῶν νόθων fälschlich als ἀρχὴ τῶν νόσων gelesen wurde. Im Reg. Suec. 182 hört der Text mitten in Morb. II auf. Da Morb. II und Morb. III in dem Katalog als Einheit behandelt werden, wurde übersehen, daß das Ende von Morb. II und die ganze Abhandlung Morb. III fehlen.

[2] Ibn Riḍwān, *Fī t-taṭarruq bi-ṭ-ṭibb ilā s-saʿāda* (geschrieben 1044/45): *Kitāb al-amrāḍ, ṯalāṯ maqālāt* (Abhandlung über die Krankheiten, drei Bücher), s. F. Rosenthal, An Eleventh-Century List of the Works of Hippocrates, Journal of the History of Medicine 28, 1973, S. 157, Nr. 9; Ibn abī Uṣaibiʿa (gest. 1270), *ʿUyūn al-anbāʾ fī ṭabaqāt al-aṭibbāʾ*, hrsg. v. A. Müller, Kairo 1882, Bd. 1, S. 33,6: *Kitāb fī l-amrāḍ* (Abhandlung über die Krankheiten), vgl. F. Sezgin, Geschichte des arabischen Schrifttums, Bd. 3, Leiden 1970, S. 46f.

[3] H besteht aus einem älteren, dem frühen 13. Jahrhundert angehörenden Teil und einem jüngeren, der dem 14. Jahrhundert zuzurechnen ist. Morb. III gehört zum älteren Teil.

[4] Vgl. Rivier, S. 109 Anm. 3.

Baroccianus Graecus 204	fol. 99b–106a	s. XIV[1]	O
Parisinus Graecus 2144	fol. 109b–115b	s. XIV	F
Vaticanus Graecus 277	fol. 137a–143b	s. XIV	R
Urbinas Graecus 68	fol. 110b–116b	s. XIV	U
Parisinus Graecus 2143	fol. 98b–103a	s. XIV	J
Parisinus Graecus 2145	fol. 150a–159a	s. XV	K
Parisinus Graecus 2141	fol. 93b–99a	s. XV	G
Laurentianus Plut. 74,1	fol. 92a–97b	s. XV	L
Parisinus Graecus 2148	fol. 18b–21b	s. XV	Z
Parisinus Graecus 2255	fol. 234b–246a	s. XV[2]	E
Parisinus Graecus 2332	fol. 219b–220b	s. XV	X
Monacensis Graecus 71	fol. 98a–103b	s. XV[3]	Mon
Mutinensis Graecus 220	fol. 55a–63b	s. XV	Mut
Ambrosianus L 110 Sup. (496)	fol. 306b–312b	s. XVI	Amb
Ambrosianus C 85 Sup. (187)	fol. 70b–79a	s. XVI	S
Vaticanus Graecus 278	fol. 256b–272a	a. 1512	W
Vossianus Graecus F. 10^{I}	fol. 171b–181b	s. XVI	Q
Hauniensis Ant. Fund. Reg. 224	fol. 90b–96a	s. XVI	Haun
Cantabrigiensis Caius Coll. 50	fol. 136a–144b	s. XVI	Ca
Vindobonensis Suppl. Gr. 13	fol. 201a–210b	s. XVI	P
Atheniensis Βιβλ. τῆς Βουλῆς 39	fol. 58a–71b	s. XVIII	Ath

a) Die Kodizes Vind. Med. Gr. 4 und Marcian. Venet. Gr. 269 und ihre Vorlage

Die Textüberlieferung der Schrift basiert mit Ausnahme einiger weniger kontaminierter Stellen auf den aus dem 10./11. Jahrhundert
Θ stammenden Handschriften Vind. Med. Gr. 4 (=Θ) und Marcian. Venet.
M Gr. 269 (=M). Diese beiden Handschriften unterscheiden sich voneinander durch eine Vielzahl von Sonderlesarten, z. B.:

S. 70,4 πᾶσαν Θ: ἅπασαν M
S. 70,5 τοὺς κροτάφους Θ: τῷ κροτάφῳ M
S. 70,9 ὅταν Θ: ὁκόταν M
S. 70,10 πεσεῖν Θ: καταπεσεῖν M
S. 70,19 λύῃν Θ: λύειν M
S. 100,9 ἀτρέμα Θ: ἠρέμα M
S. 100,13 τρὶς Θ: τρεῖς M

[1] Vgl. Rivier, S. 127 Anm. 4.

[2] Alexandersons Datierung von E in das 16. Jahrhundert (S. 82 Anm. 81) kann nur für den Teil der Handschrift gelten, der Schriften der V-Sammlung enthält, d. h. Schriften, die der Frobeniana entnommen wurden. Vgl. H. Diller, Die Überlieferung der hippokratischen Schrift Περὶ ἀέρων ὑδάτων τόπων, Leipzig 1932 (Philologus Suppl. Bd. 23, H. 3), S. 12ff. Es ist zu bemerken, daß in dieser Abhandlung der Parisinus Graecus 2255 nach Gundermann als II bezeichnet ist.

[3] Vgl. Deichgräber, S. XIIf.

Die Priorität der Handschrift Θ gegenüber M und der aus M stammenden Tradition läßt sich aus mehreren Stellen ersehen, an denen Θ den zweifellos ursprünglichen Text bietet, während er in M entstellt ist. Beispiele sind:

S. 72,4 οὐδὲν ἀκούει Θ: οὐκ ἐσακούει M
S. 76,31 ὡς μῆλον Θ: οἱ μᾶλλον M
S. 78,4 ὑπὸ – οὔασιν Θ: τοῖσι δὲ ὀρέωσι M
S. 92,22 ὕσσωπον exhib. Θ: om. M
S. 94,20 εἰδῆς Θ: ἰδῆς M
S. 96,27 ἀθέρα Θ: αἰθέρα M
S. 98,14 νεοσσὸν Θ: νοσέοντα M
S. 82,4 μετοπώρου – μάλιστα exhib. Θ: om. M recc.
S. 98,13 ὑπάγει – μᾶλλον exhib. Θ: om. M recc.

Andererseits bietet auch M an einer Reihe von Stellen den originalen Text, an denen er in Θ entstellt ist, z. B.:

S. 70,15 στρύχνου M: στρυχνοῦτο Θ
S. 70,22 ῥαγείη M: ῥαγεῖ Θ
S. 74,29 νῶτον M: ὦτον Θ
S. 80,17 συγκεκαμμένοι M: ξυνκεκαυμένοι Θ
S. 82,7 θερμαινομένη M: θερμαίνουσα Θ
S. 84,25 ἐξαπατάτω M: ἐξαπάτωι Θ
S. 76,8 χλιαίνειν – ὀδύνη exhib. M: om. Θ
S. 78,29 σὺν – 80,1 τοῦτο exhib. M: om. Θ
S. 82,3 καὶ^{I} – λύζει exhib. M: om. Θ

Aus den Stellen, an denen sowohl Θ wie M denselben offensichtlich falschen bzw. sinnlosen Text enthalten (z. B. S. 72,8 χρώμενος statt χρώμενον; S. 78,2 λύζει statt ἀλύζει; S. 80,22 τε statt τι; S. 82,10 ἐξ ἄκρου statt καὶ ἄκρῳ; S. 86,16 ante χηραμύδα add. κόγχην; S. 90,30 οὐκ om.; S. 94,26 λίην statt λείην; S. 96,6 κατὰ statt μετὰ) ist zu ersehen, daß beide Kodizes auf einen gemeinsamen Archetypus zurückgehen. Daß die Aufspaltung des Archetypus in die auf Θ und M führenden Zweige noch vor der Umschrift des Textes in die Minuskel stattgefunden hat, beweist die Tatsache, daß sich in Θ und M unterschiedliche Majuskelfehler finden:

S. 74,3 ΠΕΡΙΓΕΝΕΣΘΑΙ > περιπένεσθαι Θ
S. 74,30 ΟΥΘ > ουο Θ
S. 78,10 ΤΙΤΘΟΝ > τιτοον Θ
S. 80,10 ΚΑΤΑΠΟΤΑ > καταποια Θ
S. 80,13 ΚΥΣΤΕΣΙ > κυστέει Θ
S. 94,26 ΓΗΝ > τὴν Θ
S. 96,1 ΚΑΥΣΙΝ > κλύσιν Θ
S. 98,6 ΓΙΓΑΡΤΩΝ > τιγαρτῶν Θ
S. 82,19 ΑΥΤΙΤΗΝ > αὐγιτην M

Das frühe Stemma codicum hat also etwa folgende Form:

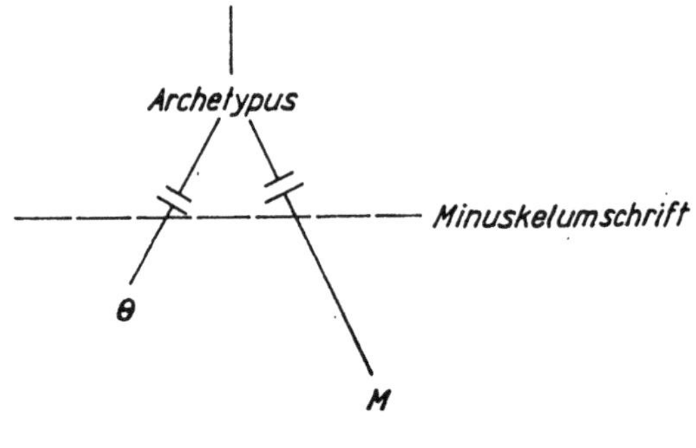

b) Der Vind. Med. Gr. 4

Der Vind. Med. Gr. 4[1] weist mehrere Anzeichen auf, die darauf hindeuten, daß er das Werk eines Berufsschreibers ist. Er zeichnet sich durch eine auffallend schöne und klare Schrift, eine sorgfältige und überlegte Blattgestaltung sowie eine großzügige Verwendung des Beschreibstoffs aus. Der Text selbst dagegen läßt durch die Art und die große Anzahl seiner Fehler erkennen, daß der Schreiber den Text seiner Vorlage weitgehend ohne sachliches Verständnis abschrieb.[2]

Interpunktion, Akzentuierung und Worttrennung entsprechen im allgemeinen den üblichen Regeln, obwohl Fehler nicht selten vorkommen, z. B.:

S. 70,7 ἐνίοτε] ἔνι· ὅ τε
S. 76,8 προσίσχειν] πρὸς ἴσχειν
S. 76,12 ἄλλως] ἀλλ' ὡς
S. 76,14 οἱ δ' ἕτεροι] οἱδετεροι
S. 76,25 οἷός τε ᾖ] οιοστέηι
S. 80,26 ἔπειτα] ἐπὶ τὰ
S. 82,1 τελευτῶν – ἔχει] τελευτῶν δὲ κόπρον καὶ δίψα ἔχει.
S. 82,26 πολυχρονιωτέρη] πολὺ· χρονιωτέρη
S. 88,11 τὸν νῶτον] τὸν ὦτον

[1] Vgl. Ilberg, Überlieferung, S. 437–441; dens., Prolegomena, S. V–VIII; Joly, S. XXIII; H. Hunger, Katalog der griechischen Handschriften der österreichischen Nationalbibliothek. Codices juridici, codices medici, Wien 1969, S. 46f.; Hanson, S. 61–74; Wittern, S. XLIVff.

[2] Die einzige Stelle, die auf einen absichtlichen Eingriff in den Text hindeuten könnte, ist S. 76,20, wozu man den Kommentar vergleiche. Andererseits sind Stellen, an denen offensichtlich ungeschicktes oder falsches Griechisch ohne Korrekturversuch stehengeblieben ist, zahlreich: vgl. z. B. S. 74,23. 26; 80,4; 90,32; 92,3.

Drei Arten von orthographischen Fehlern sind relativ häufig:

1. Iota adscriptum im Nominativ Singular der ersten Deklination und bei Verbformen und Adverbien auf -η und -ω, z. B.:

S. 72,8 κοιλίηι
S. 74,2 βραχέηι
S. 74,5 λεγομένηι
S. 78,10 χρῆι
S. 82,19 λειχέτωι ... πινέτωι
S. 94,19 ἀναλαβέτωι
S. 74,18 ἤδηι
S. 72,9 κάτωι
S. 76,25 ἄνωι

2. Itazismen und andere Reflexe jüngerer Aussprache:

Itazismen

S. 70,13; 74,14; 88,5 ὑγειέες
S. 70,19 λύην
S. 72,2 γυναικίῳ
S. 72,27 ἀείριν
S. 72,27 ῥύφιμα
S. 74,22 πρισθῆι
S. 78,21 ἀποκτίνων
S. 80,11 ὀρνίθιον
S. 80,14 ἀλίφειν
S. 80,17 ἐκτίναι
S. 84,6 βήχει
S. 84,30 κεινοιης
S. 86,2 ὑποκεινέειν
S. 86,7 λείην
S. 88,2 κρύσιες
S. 90,13 κεινηθεῖσα
S. 90,20 ἀριστολοχείαν
S. 92,1 γλυκίης
S. 92,6 πλεισμονὰς
S. 92,7 λαγνίας
S. 92,10 λίχειν
S. 92,15 λίξαι
S. 94,18 ἀκεινήτου
S. 94,19 σιε
S. 96,31 καταλιψας
S. 98,2 λειπιν

Verwechslung von ε/αι

S. 74,8f. ἐκρίσιες

S. 82,30 σχολέτεραι
S. 86,9 περετέρω
S. 90,4 πεπένεσθαι
S. 90,14 ὑστερέῃ
S. 90,26 κατεγίζωσιν

Verwechslung von ω/ο bzw. ο/ω

S. 74,16 ὑδρωπωτέειν
S. 74,20; 90,17 δοις
S. 84,21 πύοθεν
S. 90,32 ἀποδίδοι

3. Verba mit nicht assimilierten Präfixen:

S. 70,15 ἐνχεαντα
S. 72,17 ἐνποιέειν
S. 74,12; 80,17 ξυνκεκαυμ.
S. 82,11 συνκεκαυμένα
S. 82,14 ξυνσταλειν
S. 84,29 συνκαθήμενον
S. 88,27 ἐνπυΐσκεσθαι
S. 92,18 ἐνχεῖν
S. 96,20 ἐνβαλὼν

Das ν paragogicum wird in Θ dem Sprachgebrauch nach verwendet. Elision findet bei ungefähr zwei Dritteln der 110 dafür in Frage kommenden Stellen statt. Mit Ausnahme von δέ und τε wird Elision immer beachtet, z. B.:

S. 74,18 ἀλλ' ἤδη
S. 84,18 τεσσεράκονθ' ἡμέρῃσι
S. 86,6 μήθ' ἑστάναι
S. 94,17 μήτ' ἀποσημήνῃ
S. 96,23 ἐπ' ἀνθράκων

Wo es sich um δέ und τε handelt, scheint die Entscheidung für Elision teilweise willkürlich (man vgl. z. B. S. 72,31; 86,25 δὲ ἡ gegenüber S. 72,17; 84,11 δ' ἡ und S. 74,5 τε ἔχει gegenüber S. 92,8 τ' ἔχῃ) und teilweise auch vom Satzbau abhängig zu sein (man vgl. S. 98,1 τοῦτο δέ. ὕδωρ gegenüber S. 86,29 δέκα δ' ἡμέρας und S. 98,21 τοῦτο δέ. ὀρόβους gegenüber S. 90,6 τὰ δ' ἀλγήματα). Beispiele für Krasis sind: S. 72,12 θατέρῳ; S. 76,22 τἄλλα; S. 76,30 ὤνθρωπος; S. 80,16 τοὔπισθε; S. 84,4 τοὐλάχιστον; S. 94,7 τἄλλα.

c) Der Marcian. Venet. Gr. 269

Der Marcian. Venet. Gr. 269[1] stellt in seiner jetzigen, von mehreren Händen überarbeiteten Form zweifellos das Endprodukt einer zeitlich mehr oder weniger ausgedehnten Gelehrtentradition dar. Sowohl der von erster Hand gebotene Text als auch die späteren Rasuren und Zusätze – oft selbst von hohem Alter[2] – bezeugen eine tiefgehende Auseinandersetzung mit Form und Inhalt der Schrift. Die vielen absichtlichen Eingriffe in den überlieferten Text, wie ihn Θ repräsentiert, lassen sich folgendermaßen klassifizieren:

Der Schreiber von M hat mehrere Änderungen und Hinzufügungen in grammatischer und stilistischer Hinsicht auf Grund seines eigenen Sprachempfindens vorgenommen:

S. 70,8	ante βοᾷ add. καὶ
S. 70,15	post ψυκτικῶν add. τι
S. 72,17	post ἐμποιέειν add. χρὴ
S. 72,28	post λεπτὸν add. ʽτε καὶ
S. 78,14	ante ὕσσωπον add. δὲ
S. 78,28	post ὑγιὴς add. γίνεται
S. 80,29	τῆς ἄνω κοιλίης . . . καὶ τῆς κάτω] τῆς μὲν ἄνω κοιλίης . . . τῆς δὲ κάτω
S. 82,1	post ἔπειτα add. δὲ
S. 92,29	post ὀρθοπνοίη add. ἔχει

An anderen Stellen ist eine Tendenz zur Vereinheitlichung und Vereinfachung zu beobachten:

S. 70,8	πιέζει μᾶλλον] μᾶλλον πιέζει (vgl. S. 94,8)
S. 74,30f.	κατακεῖσθαι οὔθ' ἵστασθαι οὔτε καθίζεσθαι] ἑστάναι οὔτε καθῆσθαι οὔτε κατακεῖσθαι
S. 80,3	ξύλιναι] ξύλα
S. 86,2	μὴ ἀδύνατον] δυνατὸν (vgl. unten den Kommentar zur Stelle)
S. 92,6	ἀνέμους, ἡλίους] ἡλίους, ἀνέμους (vgl. S. 72,7)

Daneben finden sich auch einige mehr theoretisch motivierte „Verbesserungen":

S. 74,10	χλωρὰ] χολώδεα (vgl. unten den Kommentar zur Stelle)
S. 76,13	τριταῖοι] τῆι ὑστερ$^{\alpha\iota}$έηι ἢ τῆι τρίτηι
S. 86,8	ὀγδοαίοισι] ἑβδομαίοισι καὶ ἐναταίοισι (vgl. unten den Kommentar zur Stelle)

[1] Vgl. Ilberg, Überlieferung, S. 449f.; dens., Prolegomena, S. XVIII–XXI; Rivier, S. 94–97; Grensemann, Oct., S. 35–37; Joly, S. XXIII; Hanson, S. 98–112; Wittern, S. XXXVIIIff.

[2] Die Randbemerkungen zu S. 72,15 und 82,13f. weisen eckige Spiritus auf.

S. 88,4 δεκαταῖαι] ἐνδεκαταῖαι
S. 98,8 post ἥμισυ add. λείπων

An zwei Stellen hat der Schreiber zusammengesetzte Wörter gebildet, die sonst unbekannt und deswegen wahrscheinlich schlechthin als Fehler zu bezeichnen sind:

S. 82,9f. δέκα δακτύλων] δεκαδάκτυλον
S. 90,28f. μελιχρὸν ποιέων] μελιχροποιέων

Orthographische Fehler sind in M selten und beruhen meistens auf jüngerer Aussprache:

Verwechslung von ε/αι

αι
S. 76,13 ὑστερεηι

αί
S. 76,17 ἐπεσθηται
S. 94,13 τελευτέηισι

Verwechslung von ο/ω

S. 80,11 ὀρνιθείων
S. 90,21 μήκονα

An einer Stelle bietet M ein Adjektiv mit nicht assimiliertem Präfix:

S. 82,19 ἔνχωρον

M verwendet das ν paragogicum nur selten:

S. 74,6 εἴωθεν· ξηρή
S. 78,21 ἐστίν· ὀξύς
S. 80,16 ἴσχουσιν ἰσχυραί
S. 84,10 εἰσιν αἵ
S. 84,14 ἐστιν· εἰ
S. 88,19 τείνουσιν· οὗτος
S. 94,5 ἦλθεν τὸ

Elision ist in M seltener als in Θ (ca. $^1/_5$ der möglichen Stellen), findet sich aber ebenfalls vorwiegend bei mehrsilbigen Wörtern (z. B. S. 72,1 ἔστ' ἄν; S. 92,28 ὑφ' οὗ; S. 96,2 κατ' ὀλίγον; S. 98,19 ἐφ' ὕδατι), obwohl es auch einige Fälle gibt, in denen bei δέ elidiert wird (z. B. S. 90,24 δ' ἄλλα).

Beispiele für Krasis sind: S. 72,12 θατέρῳ; S. 80,16 τοὔπισθεν; S. 82,12 κἤν; S. 84,4 τοὐλάχιστον; S. 96,3 τωὐτό.

d) Die vom Marcian. Venet. Gr. 269 abhängigen Handschriften

Alle Handschriften außer Θ sind durch mehrere Sonderlesarten und zwei Lücken miteinander verbunden[1] und lassen sich ihrem Überlieferungsstand nach folgendermaßen gruppieren:

M

H
Haun
R U E (X)
K

I
Mon
J L W (=j)
Q Ca (=q)
F G Mut Z P
O Amb

S

Ath

Die Tatsache, daß M prinzipiell als Ursprung der restlichen Kodizes gelten muß, läßt sich aus folgenden zwei Stellen ersehen, an denen die recc. einen Text bieten, der in M von späterer Hand stammt:

S. 70,2 νυν ΘΜ: οὖν $M^{m.p.}$ recc.
S. 98,7 χεῖρα πλέην ΘΜ: χειροπληθῆ $M^{m.p.}$ recc.

Daß allerdings einige der recc., vor allem H und I, gelegentlich Material enthalten, das über M hinausweist, d. h., daß sie kontaminiert sind, schließe ich daraus, daß sie öfter Sonderlesarten mit Θ gegen M teilen.

An sechs der ungefähr fünfzig Stellen, an denen die Texte von M und H voneinander abweichen, teilt H Lesarten mit Θ gegen M. Meistens handelt es sich um einen offensichtlichen Fehler in M, den H leicht verbessert haben könnte; vgl. z. B.:

S. 72,19 χυλῷ ΘΗ: χυλὸν M
S. 90,21 μήκωνα ΘΗ: μήκονα M
S. 92,18 χηραμύδι ΘΗ: χηραμύδι δι' M

An einigen Stellen erscheint es mir allerdings nicht in dem gleichen Maße wahrscheinlich, daß H in der M-Lesart unbedingt einen Fehler gesehen und deshalb die mit Θ übereinstimmende Lesart in den Text aufgenommen hat; vgl. z. B.:

S. 70,8 πιέζει μᾶλλον ΘΗ: μᾶλλον πιέζει M

[1] Vgl. oben S. 15.

S. 72,13 ἄφρονες ΘΗ: ἔκφρονες MH$^{m.p.}$
S. 74,21 πρὶν ΘΗ: πλὴν M

Ebenso teilen auch Θ und I an fünfundzwanzig Stellen Lesarten gegen M. Wieder sind die meisten davon als Korrekturen von offensichtlichen Fehlern in M oder als orthographische Erscheinungen zu erklären; es gibt aber auch hier einige Fälle, die nicht unbedingt so gedeutet zu werden brauchen und in denen M einen durchaus verständlichen Text bietet; vgl. z. B.:

S. 70,2 εἴρηταί μοι ΘΙ: μοι εἴρηται M
S. 70,8 βοᾷ ΘΙ: καὶ βοᾶι M
S. 78,21 καὶ ΘΙ: τε καὶ M
S. 80,17 συγκεκαυμένοι ΘΙ: συγκεκαμμένοι M
S. 90,29 γλυκὺν ΘΙ: γλυκὺν καὶ M
S. 94,3 δὲ ΘΙ: δ' ἐν M
S. 94,10 ἐλθὸν ΘΙ: ἐλθὸν τὸ πύον M
S. 94,26 τὴν ΘΙ: γῆν M

Zur Stützung der Kontaminationshypothese sind folgende Tatsachen zu berücksichtigen:

Erstens: In den drei Handschriften M, H und I sind jeweils mindestens drei, vier bzw. zwei verschiedene Hände zu unterscheiden. Diese häufige Bearbeitung des Textes zeigt, daß zu jener Zeit ein beträchtliches Interesse für diesen Text bestand und daß alternative Lesarten oft in den Text hineingeschrieben wurden; d. h., man kann schließen, daß häufige Kontamination innerhalb dieser hippokratischen Tradition stattfand.

Zweitens: Die in I vorliegende Tradition läßt erkennen, daß die Textform offensichtlich aus einer sorgfältigen philologischen Beschäftigung hervorgegangen ist. Diese Tätigkeit war sicherlich nicht darauf beschränkt, an Hand eines einzigen Textexemplars eine neue Version herzustellen, sondern schloß auch die Suche nach neuen Quellen ein, aus denen für gut gehaltene Lesarten entnommen werden konnten.

Drittens: Der Teil der Überlieferung, der uns bekannt ist, stellt eine sehr komplizierte Entwicklung dar, welche wir nicht einmal dort, wo uns die Mehrzahl der Handschriften erhalten ist, bis ins einzelne nachzeichnen können; vgl. z. B. die Stellung von K, j und O. Zieht man diesen Sachverhalt in Betracht, so ist es nicht sehr wahrscheinlich, daß in der früheren Zeit keine Kontamination stattgefunden hätte.[1]

Viertens: Die Quelle für die mit Θ übereinstimmenden Lesarten in H und I braucht nicht die Handschrift Θ selbst gewesen zu sein. Es kann sich um heute nicht mehr existierende Handschriften gehandelt haben,

[1] Vgl. Hanson, S. 156, für die Stiuation bei den gynäkologischen Schriften: "The approximately one thousand years between the writing of Galen's Lexicon and the production of M and V witnessed extensive collecting, copying, and editing of the gynecological treatises."

die etwa der gleichen Zeit angehörten wie M, ohne daß sie an den betreffenden Stellen die Sonderfehler von M teilten. Die Möglichkeit zur Kontamination dürfte also weitaus größer gewesen sein, als sie sich heute auf Grund der geringen Zahl erhaltener früher Handschriften darstellt.

Wenn also zwischen dem 10. und 14. Jahrhundert eine aktive Textkritik mit häufiger Kontamination betrieben wurde, so ist es nicht unwahrscheinlich, daß in H und I oder in deren Vorfahren durch Kontamination einige Lesarten aufgenommen worden sind, welche über M hinausweisen. Auf diese Weise sind meiner Meinung nach die Fälle zu erklären, in denen H und I Lesarten mit Θ gegen M teilen.

1. Der Parisin. Gr. 2142 und seine Deszendenten

Die Handschrift M und der Kodex Parisin. Gr. 2142 (=H)[1] sind H
sehr nahe verwandt. Das sieht man nicht nur an der geringfügigen Zahl von Textabweichungen zwischen ihnen, sondern auch an folgenden Tatsachen. Erstens haben sie sowohl denselben Schriftentitel als auch in mehreren Fällen dieselben Kapitelüberschriften, und zwar oft in genau demselben Wortlaut und jeweils in Majuskeln geschrieben, z. B.:

S. 70,1 ΠΕΡΙ ΝΟΥΣΩΝ Γ
S. 76,30 ΚΥΝΑΓΧΗ
S. 78,9 ΠΑΡΑΚΥΝΑΓΧΗ
S. 80,29 ῞ΕΙΛΕΟΙ
S. 88,11 ΠΛΕΥΡΙΤΙΣ ᾿ΕΝ ΝΩΤΩΙ

Zweitens bringen sie oft dieselben Randnumerierungen und Randzeichen, z. B.:

S. 74,29 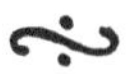

S. 80,15 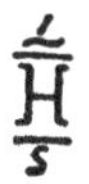

S. 90,26 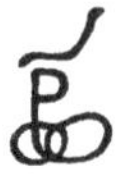

S. 100,6 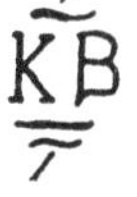

Drittens finden sich in beiden Handschriften oft identische Randbemerkungen, z. B. zu:

S. 84,16f. ὅτι οἷς τὸ σίαλον γλυκύ. ὁ πλεύμων ἔμπυος·

[1] Vgl. Rivier, S. 97f., und die von ihm zitierte Literatur.

S. 84,26 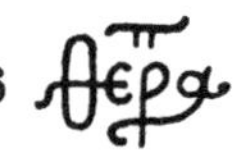

S. 92,7 ὑποτροπιασμός
S. 94,21 "ΟΤΙ ΤΑ ΔΕΞΙΑ ΔΥΣΙΑΤΟΤΕΡΑ

H ist später von mehreren Händen überarbeitet worden.[1] Diejenige, die am stärksten vertreten ist, hat I als Quelle benutzt. Über hundert gemeinsame Lesarten deuten darauf hin, z. B.:

S. 70,16 εἶναι H: γένηται H$^{m.p.}$I
S. 70,23 ἔμφρων H: ἔκφρων H$^{m.p.}$I
S. 72,3 ante μαλθακῆσι add. ἐν H$^{m.p.}$I
S. 72,8 ante ὑπὸ add. καὶ H$^{m.p.}$I
S. 74,29 ἐκφλύει H: ἐκφύει H$^{m.p.}$I
S. 76,4 post πάντοθεν add. τοῦ σώματος H$^{m.p.}$I
S. 80,10 κατάπομα H: καταπότια H$^{m.p.}$I
S. 82,2 πρὸς H: περὶ H$^{m.p.}$I
S. 82,8 post καθίζων add. τὸν ἄνθρωπον H$^{m.p.}$I
S. 84,7 παχύτερον H: ταχύτερον H$^{m.p.}$I

Der größte Teil dieser aus I stammenden Lesarten wurde in allen anderen H-Deszendenten von erster Hand übernommen, was zeigt, daß diese Kontamination schon im 14. Jahrhundert stattgefunden hat.

Insgesamt gibt es sieben Lesarten, die sich nur in der H-Familie, und zwar bei jedem ihrer Mitglieder, finden:

S. 72,19 χρῆσθαι χυλῷ HHaunRUEK: χυλῷ / -ὸν χρῆσθαι cett.
S. 76,31 οὔτε κατασπᾷ τὸ σίαλον H$^{m.p.}$HaunRUEK: κατασπᾷ οὔτε τὸ σίαλον / οὔτε τὸ σίαλον κατασπᾷ cett.
S. 82,10 ἐπιπάσσων HHaunRUEXK: προσ- / ἐπιπλάσσων cett.
S. 84,9 πολὺ HHaunRUEK: πουλὺ cett.
S. 84,27 φρενῖτιν καὶ πλευρῖτιν HHaunRUEXK: πλευρῖτιν καὶ φρενῖτιν cett.
S. 88,24 μιᾷ HHaunRUEK: μιῇ cett.
S. 92,19 δεῖ ἐγχεῖν H$^{m.p.}$HaunRUEK: ἐγχεῖν / δεῖ ποιέειν cett.

Die Sonderexistenz dieser Familie als solcher und die Tatsache, daß sich aus H die übrigen Handschriften dieser Familie direkt oder indirekt herleiten, werden durch folgende Stellen bestätigt:

S. 76,11: Eine spätere Hand hat am Rand von H ὅταν ἀπὸ τῆς κεφαλῆς ἡ ὀδύνη ἄρξηται eingetragen. Dieser Titel steht in Haun und K fast wortgetreu, von der ersten Hand geschrieben. In RUE steht ἣν ἀπὸ κεφαλῆς ἀρξαμένη ἡ ὀδύνη. Keine andere Handschrift hat an dieser Stelle einen Titel.

[1] Vgl. Preiser, S. V+, Rivier, S. 98, Alexanderson, S. 104, und besonders Wittern, S. XIII.

S. 78,29: In H ist am Ende der Zeile συνκα|καρύων zu lesen, ein Fehler, der sich in Haun und in RUE mitten in der Zeile findet.

S. 80,10: Eine spätere Hand hat in H -πότια über κατάπομα geschrieben. In Haun und R sind beide Varianten von erster Hand kopiert.

S. 80,11: H hat statt πολλούς, wie die anderen Handschriften, die Abkürzung πολλ'. Haun hat dies genau kopiert; R und K dagegen haben die Abkürzung mißverstanden und πολλὰ geschrieben.

S. 92,15: Am Rande hat H als Stichwort ἄλλο vermerkt. Haun, RUE und K haben ἄλλο ἰσχυρόν aus dem Text herausgenommen und an den Rand gesetzt.

Der Kodex Haun. Ant. Fund. Reg. 224 (=Haun)[1], der einen mit dem von H fast identischen Text bietet, ist mit Sicherheit von H allein abhängig, und zwar von dessen korrigierter Fassung[2], wie folgende Übereinstimmungen zeigen: **Haun**

ἐγείρῃ
S. 78,26 ἀναστῇ $H^{m.p.}$ Haun: ἀναστήσῃ vel ἐγείρῃ cett.
καταπότια
S. 80,10 κατάπομα $H^{m.p.}$ HaunR: κατάπομα vel -πότια cett.
S. 82,19 αὐγίτιν HHaun: αὐγίτην cett.
S. 96,23 κενῇ HHaun: καινῇ cett.
ϑ
S. 98,7 φλάσας $H^{m.p.}$ Haun: φϑάσας vel ϑλάσας cett.
S. 100,8 ἧσσον HHaun: ἴσον cett.
S. 100,10 ἐμβάλλων HHaun: ἐμβαλὼν cett.
S. 100,13 γλήχωνος HHaun: γλήχους cett.

In den Fällen, in denen Haun von H abweicht, handelt es sich entweder um die Korrektur eines unverkennbaren Fehlers in H oder um einen genuinen Fehler in Haun, z. B.:

S. 70,28 ῥυγῇ H: ῥαγῇ recte Haun
S. 76,13 ῥήξ^{ω} H: ῥήξωσι recte Haun
S. 84,30 κινίοις H: κινέοις Haun
S. 90,30 βρομβυλίου H: βομβυλίου recte Haun

S. 72,10 ὁπόταν Haun: ὁκόταν cett.
S. 80,31 σκληρὰν Haun: σκληρὴν cett.
S. 88,17 ἔνιοι Haun: ἐνίῃ cett.
S. 88,29 εἱρηγμένοισιν Haun: εἱρημένοισιν cett.
S. 90,16 ἐόν Haun: ἐών cett.
S. 94,21 ἰσχυρώτερά Haun: ἰσχυρότερά cett.
S. 96,4 γινόμενον Haun: γενόμενον cett.

[1] Vgl. Rivier, S. 142ff., und die von ihm zitierte Literatur.
[2] Vgl. z. B. A. Nelson, Zur Kopenhagener Handschrift des Hippokrates, Eranos 6, 1905/1906, S. 45, Poeppel, S. 147f., Rivier, S. 143, Alexanderson, S. 104, und Wittern, S. XIII.

S. 96,15 μόνον Haun: μοῦνον cett.
S. 96,16 αὐτῷ Haun: αὐτὸ cett.
S. 96,23 ἀναπνίῃ Haun: ἀναπνέῃ cett.

RU E Die Handschriften Vatic. Gr. 277 (=R)[1], Urbin. Gr. 68 (=U)[2] und Paris. Gr. 2255 (=E) bilden durch viele, nur in ihnen zu findende Lesarten eine besondere Gruppe innerhalb der H-Familie, z. B.:

S. 70,26 ἑκατέρου RUE: ἑκατέρην cett.
S. 74,30 ἀπορέει RUE: ἀπορίη cett.
S. 76,2 διαφεύγῃ RUE: διαφύγῃ cett.
S. 76,30 ἀπὸ RUE: ὑπὸ cett.
S. 78,23 ἐφίσταται RUE: ἀφίσταται cett.
S. 78,29 Θασίω RUE: Θασίων cett.
S. 80,19 φλυαρεῖ RUE: φλυαρέει cett.
S. 82,24 ὠμοπλάτιν RUE: ὠμοπλάτην cett.
S. 86,4 ἡμέρας RUE: ἡμέρης cett.
S. 88,2 πλείονος RUE: πλέονος vel πλέονες cett.
S. 90,9 πλευρῖτιν ΘRUE: φρενῖτιν vel φρενίτην cett.
S. 90,12 ἡ om. RUE: exhib. cett.
S. 96,26 ἐπιβαλὼν RUE: ἐπιβάλλων cett.
S. 100,7 καὶ^{II} om. RUE: exhib. cett.

Die große Zahl von gemeinsamen Fehlern in UE gegenüber R einerseits und von Sonderfehlern in E gegenüber RU andererseits bei nur wenigen Gemeinsamkeiten in RE gegenüber U legt im Hinblick auf die Abhängigkeit der Handschriften unter Berücksichtigung ihrer Datierung die Reihenfolge RUE nahe.[3] Im einzelnen wird die Zusammengehörigkeit der Handschriften UE durch folgende Lesarten belegt:

S. 70,2 μέν om. UE: exhib. R cett.
S. 74,2 πολὺ UE: κάτω R cett.
S. 76,6 θερμαινομένων UE: θερμαινόντων vel θερμαίνον. τῶ R cett.
S. 82,16 βύσσας UE: βύσας R cett.
S. 86,16 ἀκαλύφης UE: ἀκαλήφης vel ἀκαλ(λ)ίφης R cett.
S. 86,19 ἄρξηται UE: ἄρχηται R cett.
S. 88,11 post ἐν add. τῷ UE
S. 90,28 κάκεφθον UE: κάθεφθον R cett.
S. 94,8 πιέζῃ UE: πιέζει R cett.
S. 94,15 καθαρὰν UE: καθαρὴν R cett.
S. 98,15 καταχρύων UE: καχρύων R cett.

[1] Vgl. Rivier, S. 100ff., und die von ihm zitierte Literatur.
[2] Vgl. Rivier, S. 104f., und die von ihm zitierte Literatur.
[3] Vgl. H. Quentin, Essais de critique textuelle (ecdotique), Paris 1926, S. 74–79.

Die Vermutung der Abhängigkeit RUE wird dadurch bestätigt[1], daß viele Lesarten, die in R von späteren Händen als variae lectiones oder als Zufügungen eingetragen wurden, in U und E als Textlesarten erscheinen, z. B.:

S. 70,4 περὶ οἰδήσεως add. $R^{m.p.}$UE
S. 70,20 περὶ περιωδυνίας κεφαλῆς add. $R^{m.p.}$UE
S. 76,11 ἢν ἀπὸ κεφαλῆς ἀρξαμένη ἡ ὀδύνη add. $R^{m.p.}$UE
S. 76,22 ἀτενὲς $R^{m.p.}$UE: ἀτενέες H
S. 90,30 βομβύλιον ἔκπωμά τι στενὸν ἔχον τὸ στόμα add. $R^{m.p.}$UE
S. 90,31 τῷ πρώτῳ $R^{m.p.}$UE: τῷ ποτῷ H
S. 94,20 ἵν' εἰδῇς $R^{m.p.}$UE: ἢν ἴδῃς H
S. 96,2 τάμνειν ἢ καίειν $R^{m.p.}$UE: καίειν ἢ τάμνειν H
S. 96,3 τὸ αὐτὸ $R^{m.p.}$UE: τωὐτὸ H
S. 98,2 κοτύλην $R^{m.p.}$UE: κοτύλη H

Im Hinblick auf das Verhältnis zwischen H und R wurde in mehreren früheren Untersuchungen[2] zur Überlieferung des CH behauptet, daß R sich nicht von H, sondern von einer jetzt verlorenen Quelle herleitet:

Preiser, S. VI^{+} Grensemann, S. 28 Raupach, S. 98
Lienau, S. 26 Rivier, S. 147

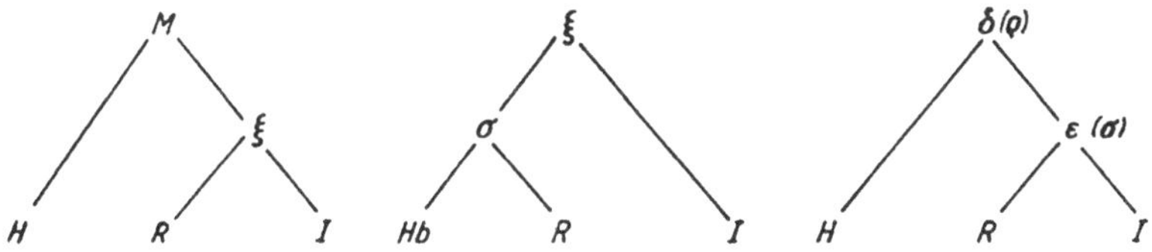

Anderenfalls sei es nicht möglich, die gemeinsamen Lesarten in R und I gegenüber H zu erklären. Es folgt hier eine vollständige Liste von Lesarten, die in R und I, aber nicht in H stehen:

S. 76,17 ἄξει H: ἄξῃ RI
S. 76,26 ὑποχωρέει H: ὑποχωρέῃ RI
S. 86,28 ἀποβήσσει H: ἀποβήσσῃ RI
S. 86,31 πύος H: πύον RI
S. 94,20 ἢν ἴδῃς H: ἵν' εἰδῇς $R^{m.p.}$I
S. 96,2 καίειν ἢ τάμνειν H: τάμνειν ἢ καίειν $R^{m.p.}$I
S. 96,2 ὑποσημαίνου H: ὑποσημαίου $R^{m.p.}$I
S. 96,3 τωὐτὸ H: τὸ αὐτὸ $R^{m.p.}$I
S. 96,20 ἐμβάλλων H: ἐμβαλὼν RI
S. 96,26 ψύχων H: ψυχρὸν RI

[1] Vgl. Grensemann, Oct., S. 21, Rivier, S. 104–107, und Wittern, S. XV.
[2] Vgl. Preiser, S. IV^{+}f., Grensemann, Oct., S. 22ff., Lienau, S. 26, Rivier, S. 109ff., Raupach, S. 7, und Wittern, S. XXXIIff.

S. 96,28 ὕδατος exhib. H: om. RI
S. 100,9 κορίαννον H: κορίανον RI

Daß R sich direkt von H ableitet, konnte oben (S. 24f.) gezeigt werden; es bleibt also das Problem der I-Lesarten in R zu behandeln. Wir wissen, daß viele I-Lesarten in H selbst interpoliert sind. Von dorther stammt zweifellos der größte Teil der in R stehenden I-Lesarten. Die wenigen Lesarten, deren Herkunft auf diese Weise nicht zu erklären ist, sind durchweg entweder als einfache Korrekturen oder als das Werk einer späteren, von der I-Familie beeinflußten Hand zu deuten; denn wir wissen auf Grund der folgenden Stelle ganz sicher, daß R von einer solchen Hand korrigiert wurde. In seinem originalen Zustand wies R S. 96,2f. καίειν – ἔχοντα^{II} einen Textausfall auf. Der fehlende Text wurde von einer späteren Hand am Rand in folgendem Wortlaut ergänzt: τάμνειν ἢ καίειν ὑποσημαίου τὸ αὐτὸ σχῆμα ἔχοντα ὅπερ ἂν ὁπόταν μέλλῃς. In dieser Ergänzung finden sich drei Kennzeichen der I-Familie:

τάμνειν ἢ καίειν I: καίειν ἢ τάμνειν H
ὑποσημαίου I: ὑποσημαίνου H
τὸ αὐτὸ I: τωὐτὸ H

Das Stemma stellt sich also folgendermaßen dar:

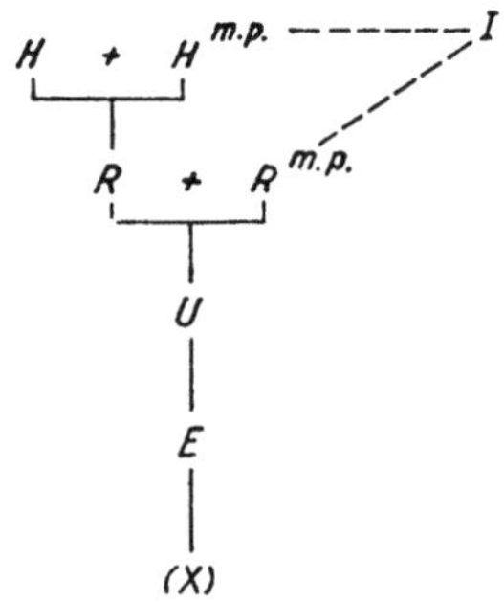

Die Handschrift E[1] weicht von U sehr selten ab, und zwar nur in eigenen Fehlern, oder um einen unverkennbaren Fehler in U zu verbessern, z. B.:

S. 70,15 ψυκτῶν E: ψυκτικῶν U
S. 74,25 δοκέει E: δοκεῖ U
S. 84,8 ἐννάτῃ E: ἐνάτῃ U
S. 86,2 κοιλίην κάτω E: κάτω κοιλίην U
S. 86,13 πλευμονίῃ E: περιπλευμονίῃ U
S. 90,5 θάσσους E: θάττους U
S. 90,19 ἦν – ἀλγέῃ om. E
S. 90,32 πονέει E: πονέῃ U

[1] Vgl. Rivier, S. 106f., und die von ihm zitierte Literatur.

S. 94,25f. οὖν – γῆν] γῆν ἐρετρίδα τὴν E: οὖν ἐρετρίδα τὴν U
S. 96,16f. ἢ ψυχρῷ – ἄλλοισιν om. E

S. 74,14 ἡμέρας U: ἡμέρης RE
S. 74,22 θερμασίας U: θερμασίης RE
S. 76,25 post χρὴ add. ὅπως ὑποχωρέῃ U, non exhib. RE
S. 78,26 προδιαλέγηται U: προσδιαλέγηται RE

Eine spätere Hand hat den Text von E nach der Frobeniana verbessert:

S. 70,2 μέν om. E: exhib. cett. Ald. Frob., add. $E^{m.p.}$
S. 72,8 χρώμενος E: χρώμενον Frob. $E^{m.p.}$
S. 84,25 ἔστι γὰρ E: ἀλλά τις I Ald. Frob. $E^{m.p.}$
S. 90,28 κάκεφθον E: κάτεφθον I Ald. Frob. $E^{m.p.}$
S. 90,30 ἐπίασιν E: ἐπίωσιν cett. Ald. Frob. $E^{m.p.}$
S. 92,9 μοτινάδα E: κοτινάδα Θ M Ald. Frob. $E^{m.p.}$
S. 94,20 τὰς ἀριστεράς E: τὰ ἀριστερά Ald. Frob. $E^{m.p.}$

Zwei spätere Variantensammlungen sind aus dem Text von E entstanden, nämlich Cod. Fevrei bei Foesius und Cod. Imp. Sambuci bei Mack. Die genaue Herkunft dieser Sammlungen ist durch die beiden folgenden Stellen bewiesen:

S. 70,15 ψυκτῶν E Fevr. Samb.: ψυκτικῶν cett.
S. 86,20 ἐπικηρωμένῳ E Fevr. Samb.: κεκηρωμένῳ vel κεκρημένῳ cett.

Der Kodex Parisin. Gr. 2332 (=X)[1] enthält unter dem Titel Ἱπποκράτους ἐν τῷ περὶ νούσων τὸ τρίτον folgende fünf Abschnitte aus Morb. III: X

S. 74,5 ἡ δὲ – 10 τῇ
S. 82,9 καὶ βάλανον – 17 κλύσμα^{II}
S. 84,14 εἰς – 86,8 κάμνων
S. 86,24 μὴ ῥήγματα – 88,5 ὑγιέες
S. 94,17 ἀποσημαίνηται – 30 ὀθονίῳ

Wegen des stark beschädigten Zustandes der Handschrift und zahlreicher Lücken innerhalb der Abschnitte ist allerdings nur ein geringer Teil dieses Textmaterials noch erhalten. Trotzdem läßt sich aus diesem Material die stemmatische Einordnung von X mit einem gewissen Grad von Wahrscheinlichkeit feststellen.

Zwei Hauptmerkmale der H-Familie sind in unserem Text zu finden, nämlich:

S. 82,10 ἐπιπάσσων HHaunRUEXK: ἐπιπλάσσων vel προσπλάσσων cett.

[1] Vgl. z. B. Rivier, S. 107f., und Wittern, S. XV.

S. 84,27 φρενῖτιν καὶ πλευρῖτιν HHaunRUEXK: πλευρῖτιν καὶ φρενῖτιν cett.

Ferner deuten die folgenden Beispiele auf die R-Gruppe hin:

S. 82,11 τὸν ἀρχὸν RUEXK: τῶν ἀρχῶν HHaun
S. 94,20 ἵν' εἰδῇς RUEX: ἵν' ἴδῃς K: ἢν ἴδῃς HHaun
S. 94,25 ϑώρακα RUEX: ϑώρηκα HHaunK

Und schließlich lassen die Stellen S. 86,7 μὴν UEX: λίην HHaunRK und S. 94,21 ὀκόσῳ EX: ὀπόσῳ HHaunRUK darauf schließen, daß E als Quelle von X gedient hat. Dieses Ergebnis stimmt mit den Resultaten aller anderen Untersuchungen überein.

K Der Kodex Parisin. Gr. 2145 (=K)[1], der selbst von nur einer Hand geschrieben ist, stammt aus einer gemischten Tradition; denn er bietet viele Sonderlesarten sowohl der I- als auch der H-Familie, und zwar enthält er die Lesarten der H-Familie in etwa 78% der zahlreichen Fälle, in denen die beiden Handschriftengruppen voneinander abweichen. Daher ist zu vermuten, daß die Hauptquelle seiner Vorlage der H-Familie angehörte. Diese Vermutung wird unseres Erachtens dadurch bestätigt, daß K an fast allen Stellen, an denen es sich um Abweichungen in der Wortfolge handelt, mit der H-Familie zusammengeht[2], z. B.:

S. 70,2 μοι εἴρηται H K: εἴρηταί μοι I
S. 70,8 πιέζει μᾶλλον H K: μᾶλλον πιέζει I
S. 72,19 χρῆσϑαι χυλῷ H K: χυλῷ χρῆσϑαι I
S. 74,23 πυκνὸν ἀσϑμαίνει H K: ἀσϑμαίνει πυκνὸν I
S. 76,31 οἱ μᾶλλον H K: μᾶλλον οἱ I
S. 76,31 κατασπᾷ τὸ σίαλον H$^{m.p.}$ K: τὸ σίαλον κατασπᾷ I
S. 84,27 φρενῖτιν καὶ πλευρῖτιν H K: πλευρῖτιν καὶ φρενῖτιν I
S. 84,28f. τὰ δὲ ῥοφήματα τὰς μὲν πρώτας ἡμέρας H K: τὰς δὲ πρώτας ἡμέρας τὰ ῥοφήματα ἤτω I
S. 90,24 δύναμιν τὴν H K: τὴν δύναμιν I
S. 94,9 δεκαπέντε ἡμέρας H K: ἡμέρας πεντεκαίδεκα I
S. 94,21 καίειν καὶ τάμνειν πρὸς τὰ δεξιά H K: πρὸς τὰ δεξιὰ καίειν ἢ τάμνειν I
S. 96,3 καίειν ἢ τάμνειν H K: τάμνειν ἢ καίειν I

Eine Ausnahme bilden die Stellen S. 98,3 und 8 ψυχρὸν δίδου H: δίδου ψυχρὸν IK.

Die Herkunft von K genauer zu bestimmen ist kaum möglich. Sein Text enthält weder Sonderlesarten der R-Gruppe noch solche von Haun. Daher ist anzunehmen, daß er über eine unbekannte Anzahl von Zwischen-

[1] Vgl. Rivier, S. 119ff., und die von ihm zitierte Literatur.
[2] Vgl. Alexanderson, S. 114: „Man könnte sich fast ebenso gut vorstellen, daß Par. 2145 aus H mit Einfluß aus der I-Gruppe stammte. Ich halte aber diese Möglichkeit für geringer, ..." (vgl. auch S. 113).

stufen aus H selbst stammt. An welchem Punkt dieser Überlieferung die in K enthaltenen I-Lesarten übernommen wurden, ist nicht auszumachen.

2. Der Parisin. Gr. 2140 und seine Deszendenten

Das Verhältnis zwischen M und dem Kodex Parisin. Gr. 2140 (=I)[1] I
ist weniger eng als das zwischen M und H; denn M und I weichen an weit mehr als hundert Stellen voneinander ab. Diese Tatsache zusammen mit der „korrigierenden" Natur vieler I-Lesarten legt es nahe, daß in einer der Zwischenstufen zwischen M und I eine systematische Überarbeitung des Textes vorgenommen wurde.

Es ist oft behauptet worden, daß es eine jetzt verlorene Handschrift gegeben hat, die als gemeinsame Quelle für H und I gedient habe.[2] In dem Material, das Morb. III im Hinblick auf diese Frage liefert, findet diese Behauptung keine Stütze; denn H und I teilen gegen M nur die folgenden drei Sonderlesarten:

S. 76,13 ὑστεραίῃ HI: ὑστερ^{αι}έῃι M
S. 90,12 ἐπεληλύϑῃ HI: ὑπεληλύϑῃ M
S. 92,14 σὺν μέλιτι HI: συμμέλιτι M

Von diesen Varianten lassen sich die erste und dritte mühelos als leichte Verbesserungen erklären, und die zweite allein kann als Einzelerscheinung nur ein geringes Maß an Beweiskraft bieten, da noch dazu angenommen werden darf, daß ὑπελη- unter dem Einfluß der in M und seinen Deszendenten unmittelbar vorangehenden Wortform ἐπιλήψιος zu ἐπελη- assimiliert wurde.

Die I-Familie besteht aus 14 Handschriften, die aus der Zeit vom Ende des 13. bis zum 16. Jahrhundert stammen. Es sind mehr als 65 Sonderlesarten, die bei jedem Mitglied dieser Familie, aber in keiner anderen Handschrift sonst zu finden sind, z. B.:

S. 70,6 ἀμβλύει ἡ ἀκοὴ IMonJLWQCaFGMutZPOAmb: ἀμβλὺ ἀκούει cett.
S. 70,25 μᾶλλον IMonJLWQCaFGMutZPOAmb: μάλιστα cett.
S. 72,4 μὲν τά γε IMonJLWQCaFGMutZPOAmb: τὰ μὲν cett.
S. 72,6 καὶ ὁμοιοῦται IMonJLWQCaFGMutZPOAmb: ὁμοιοῦταί τε cett.
S. 74,19 ἐνεόντων IMonJLWQCaFGMutZPOAmb: ἐόντων cett.
S. 74,19 καὶ – 21 παρέλϑωσιν om. IMonJLWQCaFGMutZPOAmb: exhib. cett.
S. 76,20 ἑτέρων νούσων IMonJLWQCaFGMutZPOAmb: ἑτέρης νούσου cett.

[1] Vgl. Rivier, S. 109ff., und die von ihm zitierte Literatur.
[2] Bei Preiser, S. VI+, Grensemann, Oct., S. 26, und Lienau, S. 21, ist sie mit ξ, bei Rivier, S. 111, und bei Wittern, S. XXXIII, mit δ bezeichnet.

S. 78,18 ἀπὸ IMonJLWQCaFGMutZPOAmb: ἐκ cett.
S. 80,7 ἀνοιδέει IMonJLWQCaFGMutZPOAmb: ἀνεμέει cett.
S. 84,15 ἐνταῦϑα om. IMonJLWQCaFGMutZPOAmb: exhib. cett.
S. 86,12 ante ζῆν add. τοῦ IMonJLWQCaFGMutZPOAmb
S. 90,20 δεῖ IMonJLWQCaFGMutZPOAmb: τε cett.
S. 94,22 νουσήματα IMonJLWQCaFGMutZPOAmb: νοσήματα cett.
S. 94,22 δείκνυται IMonJLWQCaFGMutZPOAmb: γίνεται cett.
S. 94,24 οἰδέωσι IMonJLWQCaFGMutZPOAmb: ἐποιδέωσι cett.
S. 96,1 τῷ^{II} om. IMonJLWQCaFGMutZPOAmb: exhib. cett.
S. 98,17 λευκὸν IMonJLWQCaFGMutZPOAmb: λεπτὸν cett.

Daß alle anderen Handschriften der Familie auf I selbst zurückgehen, kann man aus den folgenden Stellen ersehen:

S. 76,5 ἀφῐς (ἀφιέναι) I: ἀφιϑῆναι JLWFGMutZP

S. 78,29 συνκαρ̃ //// //// (συνκαρύων) I: συνκαρίων JLWFGMutZPO Amb

S. 84,9 -δεκά (-δεκάτης) I: -δεκάτῃ JLWFGMutZP

S. 84,14 δεούσ (δεούσας) I: δεούσῃ JLWF: -ῶν GMutZPOAmb

S. 86,24 ὑπόχολ (ὑπόχολον) I: ὑπόχολα JLWQCaFGMutZP

S. 92,9 μοτϊνάδα (κοτινάδα) I: μοτινάδα MonJLWQCaFGMutZPO Amb

S. 94,1 ὡς //// (ὡς) I: ὧδε JLWF

S. 96,28 ἀχϊλλ (ἀχιλληΐδας) I: ἀχιληΐδας MonJLWQCaFGMut ZPOAmb

S. 98,7 φλάσας (φλάσας) I: ϑλάσας MonJLWQCaFGMutZPOAmb

S. 98,17 καϑπτ (καϑεπτὸν) I: καϑοπτὸν MonJLWQCaFGMutZPO Amb

S. 98,20 ψύχς ϗ (ψύχει καὶ) I: ψύχει MonJLWQCaFGMutZPO Amb

S. 100,3 φλάσας (φλάσας) I: ϑλάσας MonJLWQCaFGMutZPOAmb

Mon Der Kodex Monac. Gr. 71 (=Mon) leitet sich wahrscheinlich unmittelbar von I ab[1]; denn von den erhaltenen Handschriften der I-Familie bieten nur I und Mon den Untertitel σὺ Χ[ριστ]ὲ φυλάττου με τὸν γεγραφότα.

[1] Vgl. Grensemann, Oct., S. 27, Rivier, S. 126, Alexanderson, S. 110f., und Wittern, S. XVIf.

Der Text von Mon ist fast identisch mit dem von I, und zwar von I in korrigierter Form, wie folgende Beispiele zeigen:

S. 76,29 περιπλευμονίη I: περιπνευμονίη I$^{m.p.}$ Mon
S. 76,31 φάρυγγι I: φάρυγι I$^{m.p.}$ Mon
S. 92,20 καπάριος I: καππάριος I$^{m.p.}$ Mon
S. 94,4 αὐτῷ I: αὐτὸ I$^{m.p.}$ Mon
S. 100,3 φλάσας I: θλάσας I$^{m.p.}$ Mon
S. 100,8 κνήκου I: κνίκου I$^{m.p.}$ Mon

Wo Mon von I abweicht, handelt es sich in der Regel um einen Fehler, z. B.:

S. 78,14 κιλίκιον I: καὶ λίκιον Mon
S. 80,26 καὶ θερμὰ I: om. Mon
S. 100,13 δραχμίδας I: δραχμίδα Mon

Die enge Verwandtschaft der Handschriften Parisin. Gr. 2143 (=J)[1], J
Laurent. 74,1 (=L)[2] und Vatic. Gr. 278 (=W)[3] ist durch über 30 Sonder- L W
lesarten, die bei jedem Mitglied dieser Gruppe (=j), aber in keiner anderen j
Handschrift stehen, bewiesen, z. B.:

S. 70,4 ἅπαν j: ἅπασαν cett.
S. 74,28 βελόνα j: βελόναι cett.
S. 80,10 μέλαινα j: μέλανα cett.
S. 82,11 τοῦ j: τῆς cett.
S. 82,15 πάντων j: πάνυ τῶν cett.
S. 84,4 δὲ ταῦτα j: ταῦτα δὲ cett.
S. 86,31 ἀθεράπευτος j: εὐθεράπευτος cett.
S. 88,11 τόσον j: τοσόνδε vel τοσοῦτον δὲ cett.
S. 90,15 ἀληφθῇ j: ληφθῇ cett.
S. 96,9 τῆς om. j: exhib. cett.
S. 96,19 τούτῳ j: τοῦτο cett.

Die genauen Abhängigkeitsverhältnisse innerhalb der Gruppe sind jedoch nicht mehr festzustellen. Gesichert ist nur, daß keiner der drei Kodizes die einzige Quelle eines anderen gewesen sein kann:

1. J hat zwei Textlücken, die in den anderen nicht zu verzeichnen sind, nämlich S. 74,25f. αὐτῷ – στῆθεα und S. 84,1f. καὶ – γλῶσσα.

2. L kann nicht die Quelle von J gewesen sein, da J den I-Fehler S. 92,1 γάλατι bietet, der in L korrigiert ist.

3. Wenn L als Quelle von J ausscheidet, kann diese Handschrift auch nicht die Quelle von W gewesen sein, denn J und W haben einige gemeinsame Fehler gegenüber L, z. B.:

[1] Vgl. Rivier, S. 117ff., und die von ihm zitierte Literatur.
[2] Vgl. Rivier, S. 122ff., und die von ihm zitierte Literatur.
[3] Vgl. Rivier, S. 144f., und die von ihm zitierte Literatur.

S. 72,7 δριμίων J W: δριμέων L
S. 80,13 ὀδυνόμενα J W: ὀδυνώμενα L
S. 84,24 ἰατρῷ W: ἰητρῷ L
S. 88,22 ἀνακαθίζονται J W: ἀνακαθίζοντα L

4. W seinerseits kommt als Quelle von L oder J wegen seiner Entstehungszeit nicht in Frage, denn die Handschrift ist erst im Jahre 1512 von M. Fabius Calvus geschrieben worden. Zu seinem Text, der ohne Akzente und Spiritus geschrieben ist, hat Calvus selbst viele Korrekturen (=W^c.) gemacht. Eine der Quellen für seine Korrekturen ist noch erkennbar, und zwar handelt es sich um eine Handschrift der R-Gruppe, wahrscheinlich um E[1], wie die folgenden Beispiele zeigen:

S. 78,26 ἐγείρῃ W: ἀναστήσῃ RUE W^c.
S. 94,25f. οὖν – γῆν] ουνερετρ(α)ιδα την W: γην ερετριαδα W^c.: γῆν ἐρετρίδα τὴν E

Im Hinblick auf die Abhängigkeitsverhältnisse innerhalb der j-Gruppe ergeben sich daraus folgende Möglichkeiten:

1. Jede der drei Handschriften ist unabhängig von den beiden anderen aus einer gemeinsamen Vorlage abgeschrieben worden[2]; unter dieser Voraussetzung hätte L die auf die gemeinsame Vorlage zurückgehenden, in JW zu verzeichnenden Fehler selbständig korrigiert.

2. Für zwei der drei Handschriften ist auf Grund ihrer gemeinsamen Fehler gegenüber der dritten eine zusätzliche Zwischenstufe in der Überlieferung als Quelle anzusetzen[3]; im Falle der vorliegenden Schrift ergäbe sich die Annahme einer gemeinsamen Vorlage für J und W.

Q Daß die beiden Handschriften Vossian. Gr. F. 10^I (=Q)[4] und
Ca q Cantabrig. Caius Coll. 50 (=Ca)[5] eine Familie (=q) bilden, kann man aus den folgenden, nur in ihnen vorkommenden Lesarten schließen:

S. 72,8 κεναγκέων q: κεναγγέων cett.
S. 74,14 ἑκάστης om. q: exhib. cett.
S. 76,4 ἀγκόνων q: ἀγκώνων cett.
S. 80,30 ἕτερον q: ἔντερον cett.
S. 82,15 ἕτοιμος q: ἕτοιμον cett.
S. 84,2 νόσου q: νούσου cett.
S. 86,25 τῷ q: τῇ cett.
S. 94,12 πύεσθαι q: πτύεσθαι cett.
S. 94,14 φυλάττων q: φυλάσσων cett.

[1] Vgl. Poeppel, S. 161f., Rivier, S. 146, und Wittern, S. XXVII.
[2] Vgl. Polack, S. 56ff., und Preiser, S. 37.
[3] Vgl. Poeppel, S. 162ff., Grensemann, Oct., S. 17, und Lienau, S. 23f. – Andere Auffassungen über die Abhängigkeit der drei Handschriften vertreten Rivier, S. 122ff.; 144ff., und Wittern, S. XXVI.
[4] Vgl. Rivier, S. 140f., und die von ihm zitierte Literatur.
[5] Vgl. Rivier, S. 136ff., und die von ihm zitierte Literatur.

S. 98,14 ὑπάγει καὶ q: ὑπάγειν cett.
S. 98,28 βραχέων q: βρέχων cett.
S. 100,11 πυρέττοντι q: πυρέσσοντι cett.

Ferner beweisen die folgenden Lücken in jeweils einer der beiden Handschriften, daß keine von ihnen als einzige handschriftliche Quelle der anderen gedient haben kann:

S. 72,12f. καὶ^{II} – ἔχει om. Ca: exhib. Q
S. 76,26 εἰ – 29 περιπλευμονίη om. Ca: exhib. Q
S. 70,5 ὅπῃ – ἵσταται δ' om. Q: exhib. Ca

Auch die zahlreichen Sonderlesarten, welche nur in einem der beiden Kodizes erscheinen, sprechen gegen eine direkte Abhängigkeit zwischen ihnen, z. B.:

S. 70,4 θερμασίης Ca: φλεγμασίης IQ
S. 70,14 περιοδυναίῃ Ca: περιωδυνέῃ IQ
S. 78,26 οὐκ ἀνέχεται om. Ca: exhib. IQ
S. 80,15 ἄλλως Ca: ἄλλα ὡς IQ
S. 92,5 περισσῶν Ca: περισσῶς IQ

S. 70,21 ὅλιν Q: ὅλην ICa
S. 72,26 παρμούς Q: πταρμούς ICa
S. 80,6 εὑρέθει Q: ἐρεύθει ICa
S. 82,15 θερματικῶν Q: θερμαντικῶν ICa
S. 90,6 κρίσεις Q: κρίσιες ICa

Für den von ihm untersuchten Text behauptet Rivier[1], daß Q aus Ca stamme und daß das eine Textstück, das in Ca ausgefallen ist, in Q mit Hilfe einer Frobeniana ergänzt worden sei. Diese Hypothese trifft jedoch für Morb. III nicht zu; denn wenn man den von Q an den „ergänzten“ Stellen (d. h. an den Stellen, an denen Ca Lücken aufweist) gebotenen Text näher betrachtet, findet man nicht den Text der Frobeniana, sondern den Text der I-Familie; vgl. z. B.:

S. 76,26 ὑποχωρέῃ IQ: ὑποχωρέει Frob.
S. 76,28 ἢ ἑβδομαῖοι om. IQ: exhib. Frob.
S. 94,16 καύσειν IQ: καῦσαι Frob.
S. 94,20 ὁποτέρωθεν IQ: ὁκοτέρωθεν Frob.

Es ist zu vermuten, daß in der gemeinsamen Vorlage von Q und Ca Kontamination sowohl nach einer Handschrift der j-Gruppe als auch nach einer Frobeniana (1538)[2] stattgefunden hat; vgl. z. B.:

S. 76,16 τε om. Wq: exhib. cett.
S. 86,23 πυκνόν jq: πυκινόν cett.

[1] Siehe S. 141.
[2] Vgl. Rivier, S. 137.

S. 90,29 γλυκῆν JQ: γλυκὺν cett.
S. 92,2 ἡμέραν WCa: ἡμέρην cett.
S. 92,29 ὀρθοπνίη JLCa: ὀρθοπνοίη cett.
S. 94,5 εὐριχωρίην JLQ: εὐρυχωρίην cett.
S. 94,10 ἐλθὼν jq: ἐλθὸν cett.
S. 94,30 ὀθωνίῳ jCa: ὀθονίῳ cett.
S. 96,5 φυλάττειν jq: φυλάσσειν cett.

S. 76,23 ἔωσι ΘqFrob.: εἰσι cett.
S. 82,18 τε ὡς ΘqFrob.: τέως cett.
S. 82,23 πυκνὸν qFrob.: πυκινὸν cett.
S. 82,29 μελαίνηται qFrob.: μελαίνοιτο cett.
S. 90,25 ὦσι ΘqFrob.: εἰσι cett.

Daß der Kodex Servini bei Foesius mit q eng verwandt ist, wird aus den folgenden Stellen ersichtlich, an denen q und Serv. gemeinsame Sonderlesarten haben:

S. 72,15 ἀπικνέεται qServ.: ἀφικνέεται cett.
S. 74,8 γὰρ qServ.: οὖν cett.
S. 76,18 ἀσιτέειν qServ.: ἀοινέειν cett.
S. 78,16 ἐξέλῃ qServ.: ἐξίῃ cett.
S. 78,30 post λεπισθέντων add. χυλῷ qServ.
S. 84,27 ante ἄρχου add. θεραπεία qServ.
S. 92,16 ὀπτὸν om. qServ.: exhib. cett.
S. 98,25 γὰρ qServ.: δὲ cett.
S. 100,1 post τοῦτο add. γὰρ qServ., δὲ cett.

Da Serv. mehrere Sonderlesarten mit Q teilt, die in Ca fehlen, ist anzunehmen, daß er aus Q stammt[1]; vgl. z. B.:

S. 70,2 νυν om. Q: μέν νυν om. Serv.
S. 70,5 ὅπῃ – δ'^{II} om. Q: ὅπῃ – κροτάφους om. Serv.
S. 74,13 καθίσταται QServ.: μεθίσταται cett.
S. 76,19 αἷμα QServ.: φλέβα cett.

Die q-Familie hat sonst keine Verbindungen mit anderen Handschriften oder Ausgaben, so daß sich folgendes Stemma ergibt[2]:

[1] Vgl. Rivier, S. 161f.
[2] Vgl. Rivier, S. 136ff., Wittern, S. XXff.

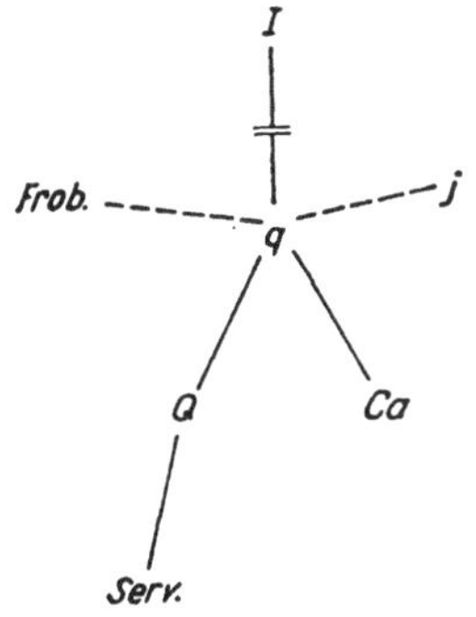

Die Handschriften Parisin. Gr. 2144 (=F), Parisin. Gr. 2141 (=G), Mutinens. Gr. 220 (=Mut), Parisin. Gr. 2148 (=Z) und Vindob. Suppl. Gr. 13 (=P), die über zwanzig Sonderlesarten gegenüber den übrigen Kodizes der I-Gruppe teilen, bilden eine eng zusammenhängende Gruppe; als Beispiele für Sonderlesarten seien genannt: **FG** **Mut Z** **P**

S. 70,28 ῥομφεῖν FGMutZP: ῥοφεῖν cett.
S. 74,12 ξυγκεκαυμένον FGMutZP: συγκεκαυμένον cett.
S. 78,10 δὲ FGMutZP: μὲν cett.
S. 78,18 ῥοφῆν FGMutZP: ῥοφεῖν cett.
S. 78,26 ἀνέχηται FGMutZP: ἀνέχεται cett.
S. 80,3 post ἣν add. ὅταν FGMutZP
S. 80,10 καὶ^{I} om. FGMutZP: exhib. cett.
S. 84,13 ἀποβήσσει FGMutZP: ἀποβήσσῃ cett.
S. 86,22 πλευρῖτις νοῦσος add. FGMutZP, πλευρῖτις cett.
S. 90,25 post πλὴν add. τῆς FGMutZP
S. 92,15 ἐπιρροφῆν FGMutZP: ἐπιρροφεῖν cett.

Da F[1] die älteste Handschrift der Gruppe ist, liegt es nahe, in ihr den Ursprung der anderen vier zu suchen. Diese Vermutung wird dadurch bestätigt[2], daß mehrere Lesarten, die in F von einer späteren Hand (=$F^{m.p.}$) eingetragen wurden, in GMutZP von erster Hand geschrieben sind:

S. 74,24 δίει F: ἰδίει Θq$F^{m.p.}$OAmb: οἰδίει GMutZP
S. 84,14 δεούσῃ F: δεουσῶν $F^{m.p.}$GMutZPOAmb
S. 86,28 λύγξ F: λὺξ Θj$F^{m.p.}$GMutZPOAmb
S. 96,25 ὑδαρέος F: ὕδατος $F^{m.p.}$GMutZPOAmb

Die Quelle von $F^{m.p.}$ ist wahrscheinlich O gewesen[3]; denn diese Handschrift, die älter ist als $F^{m.p.}$, bietet alle vier Lesarten von $F^{m.p.}$.

[1] Vgl. Rivier, S. 113ff., und die von ihm zitierte Literatur.
[2] Vgl. Preiser, S. 36^{+}, Poeppel, S. 171f., Grensemann, Oct., S. 15, Rivier, S. 134, Lienau, S. 22f., und Wittern, S. XXIII.
[3] Vgl. Poeppel, S. 175f., und Wittern, S. XXIV.

Die wenigen F-Fehler, die in den anderen drei Handschriften nicht begegnen, waren durchweg leicht zu korrigieren, z. B.:

S. 80,21 ἔχῃ F: ἔχει GMutZP
S. 82,24 ἐς^{II} F: εἰς GMutZP
S. 90,4 πεπ νεσϑαι F: πεπαίνεσϑαι GMutZP
S. 92,28 ὑποληφϑὲν F: ὑπολειφϑὲν GMutZP
S. 94,20 ὀπωτέρωϑεν F: ὁποτέρωϑεν GMutZP

In F sind Interlinearscholien von einer späteren Hand (=F^s) eingetragen worden. Diese Scholien sind in zwei Gruppen zu teilen: Glossen und Angleichungen an den attischen Sprachgebrauch, z. B.:

1. Glossen

S. 70,3 ἐρέω F: λέξω F^s
S. 70,9 ἀΐσσει F: ὁρμᾷ F^s
S. 70,18 ἀοινέειν F: ἄοινον εἶναι F^s
S. 76,14 ἀπόλλυνται F: φϑείρονται F^s
S. 82,25 παραφρονεῖ F: μαίνεται F^s
S. 82,30 σχολαίτεραι F: βραδύτεραι F^s
S. 88,18 ὀδύναι F: πόνοι F^s
S. 98,6 γιγάρτων F: κοκκίων F^s

2. Angleichungen an den attischen Sprachgebrauch

S. 76,9 ὅκου F: ὅπου F^s
S. 80,21 ἡσυχίην F: ἡσυχίαν F^s
S. 84,5 βήσσει F: βήττει F^s
S. 88,14 ζώει F: ζῇ F^s
S. 90,16 ἐών F: ὤν F^s
S. 92,24 ποιέειν F: ποιεῖν F^s
S. 94,13 τῇσι F: ταῖς F^s
S. 94,16 ταμέειν F: τάμνειν F^s
S. 96,12 πλευρῇσι F: πλευραῖς F^s

In G[1] sind zwei spätere Hände zu erkennen. Eine der beiden (=G^s) hat Interlinearscholien von der Art, wie sie in F begegnen, eingetragen. Diese sind in der Mehrzahl mit denen in F identisch, nur in wenigen Fällen weichen sie etwas ab, z. B.:

S. 72,4 ϑᾶσσον FG: ταχύτερον F^sG^s
S. 80,15 ἐπὶ τὸ πολὺ FG: ἐπὶ τὸ πλεῖστον F^s: ὡς ἐπὶ τὸ πλεῖστον G^s
S. 82,23 πυκινὸν FG: συχνὸν πυκνὸν F^s: πυκνὸν συχνὸν G^s
S. 88,26 τριταῖοι FG: κατὰ τὴν τρίτην F^s: κατὰ τρὶς G^s
S. 90,7 μεϑ' ἡμέρην FG: καϑ' ἡμέραν F^s: κατὰ τὴν ἡμέραν G^s

[1] Vgl. Rivier, S. 133ff., und die von ihm zitierte Literatur.

Wie die Scholien in F bestehen auch die in G aus Glossen und Angleichungen an den attischen Sprachgebrauch. Da die Scholien in beiden Handschriften sehr ähnlich sind und da sich die beiden Hände, die sie eingetragen haben, nicht voneinander unterscheiden lassen, ist anzunehmen, daß in beiden Fällen derselbe Mann dafür verantwortlich ist.[1] Sie wurden wahrscheinlich zu einer Zeit geschrieben, als sich F und G in derselben Bibliothek befanden.

Die andere, spätere Hand (=G$^{m.p.}$) hat viele Textverbesserungen vorgenommen. Wie die folgenden Beispiele zeigen, kommt als Quelle für diese Korrekturen nur M in Frage[2], da M die einzige Handschrift ist, mit deren Lesungen die Verbesserungen in allen Fällen übereinstimmen:

S. 72,25 τάχα om. IMonjqFGMutZP: exhib. ΘMSG$^{m.p.}$: ταχέως HHaunRUEKOAmb
S. 74,21 πρὶν ΘHHaunRUEK: om. IMonjqFGMutZPOAmb: πλὴν MSG$^{m.p.}$
S. 76,28 ἢ ἑβδομαῖοι om. IMonjqFGMutZPOAmbS: exhib. ΘM HHaunRUEKG$^{m.p.}$
S. 94,26 γῆν MHSG$^{m.p.}$: τὴν ΘH$^{m.p.}$HaunRUEXKIMonjqFGMut ZPOAmb

Der verbesserte G-Text hat als Vorlage für die Aldina gedient[3] und dadurch einen großen Einfluß auf die spätere Tradition ausgeübt.

GMutZP sind durch über fünfundzwanzig Sonderlesarten miteinander verbunden, z. B.:

S. 70,27 post πυριᾶν add. μὲν GMutZP
S. 72,6 φυλάττεσϑαι GMutZP: φυλάσσεσϑαι cett.
S. 74,3 ϑερμαίειν GMutZP: ϑερμαίνειν cett.
S. 78,27 ἡμερῶν GMutZP: ἡμερέων cett.
S. 82,8 σκάφει GMutZP: σκάφῃ cett.
S. 84,33 φάρμακον GMutZP: φαρμάκων cett.
S. 88,15 post δὲ add. χρὴ GMutZP
S. 92,1 ἢ om. GMutZP: exhib. cett.
S. 92,23 καὶ μέλιτι om. GMutZP: exhib. cett.
S. 94,8 μᾶλλον πάντα GMutZP: πάντα μᾶλλον cett.
S. 94,19 ἐς GMutZP: πρὸς cett.
S. 96,28 ἀπολείπων GMutZP: ἐπιλείπων cett.

Da sowohl Mut[4] als auch Z[5] jeweils einen Textausfall bieten, der in den anderen drei Handschriften nicht begegnet (S. 94,16f. τάμνειν –

[1] Vgl. Preiser, S. 36+, Poeppel, S. 171, Grensemann, Oct., S. 15, Alexanderson, S. 112, und Wittern, S. XXIVf.
[2] Vgl. Preiser, S. 36+, und Rivier, S. 150ff.
[3] Vgl. z. B. Preiser, S. 36+, Grensemann, Oct., S. 66, und Rivier, S. 150ff.
[4] Vgl. Rivier, S. 136.
[5] Vgl. Rivier, S. 135f.

πλευράς om. Z; S. 96,2f. καίειν – ἔχονταII om. Mut.), und da P[1] der jüngste Kodex der Gruppe ist, kommen diese drei Handschriften als Zwischenglieder der Überlieferung nicht in Frage.

Die Abhängigkeit der Handschrift Mut von G ergibt sich aus S. 86,27, wo die in G undeutlich geschriebene Endung des Wortes θανατωδεστέρη zu -εστέρα verschrieben wurde. Auch haben G und Mut S. 96,18 die Sonderlesart δύναται statt der von den übrigen Kodizes gebotenen korrekten Form δύνανται gemeinsam.

Daß Z aus G stammt, geht daraus hervor, daß die in G S. 72,21 durch Zeilenwechsel verursachte Wiederholung -λαμβάνει|άνει in Z innerhalb der Zeile erscheint. Außerdem bieten G und Z gemeinsam folgenden Sonderfehler:

S. 84,21 ἑλκωθίη GZ: ἑλκωθῇ cett.

Im Falle von P läßt sich die Abhängigkeit von G[2] dadurch beweisen, daß zahlreiche Interlinearscholien, die in G von der späteren Hand G^s stammen, in P von erster Hand geschrieben sind[3], z. B.:

S. 76,7 καταιγίζωσι GP: ταράττωνται μεγάλως, κινῶνται G^sP super lin.
S. 76,14 γίνονται GP: ἀποκαθίστανται G^sP super lin.
S. 82,9 χλιάσματα GP: θερμάσματα G^sP super lin.
S. 82,20 ἐπιλάβῃ GP: ἐπικρατήσῃ G^sP super lin.
S. 84,18 ἀναγάγῃ GP: ἀνέλκῃ G^sP super lin.
S. 90,16 ἐών GP: ὤν G^sP super lin.
S. 92,13 ἐνίσχηται GP: κατέχεται G^sP super lin.

Diese P-Scholien, die nur eine Auswahl von denen in G darstellen, sind in fast jedem Fall wortgetreu aus G übernommen. G und P haben auch folgende Sonderlesart gemeinsam:

S. 72,3 μαλθακεῖσι GP: μαλθακῇσι cett.

Die drei Handschriften MutZP stammen also letzten Endes alle aus G. Während sich jedoch P direkt aus G herleitet, sind Mut und Z durch eine Zwischenstufe mit G verbunden, wie folgende gemeinsame Abweichungen in MutZ gegenüber GP beweisen[4]:

[1] Vgl. H. Hunger, Katalog der griechischen Handschriften der österreichischen Nationalbibliothek. Supplementum Graecum, Wien 1957, S. 17, und die dort zitierte Literatur.

[2] Siehe Alexanderson, S. 111f.

[3] Die P-Scholien stammen aus zwei verschiedenen Federn: die eine ist diejenige, die den Text von Morb. III, und die andere diejenige, welche die Titel geschrieben hat. Auf Grund der Schriftform meine ich, daß beide von demselben Schreiber stammen. Die im Folgenden zitierten Stellen sind auf jeden Fall von der ersten Hand geschrieben worden.

[4] Vgl. Wittern, S. XXIIIf., und besonders Raupach, S. 79.

S. 72,4 ἀκούει MutZ: ἀΐει GP
S. 88,5 γίνονται μᾶλλον MutZ: μᾶλλον γίνονται GP
S. 92,28 γίνεται MutZ: γένηται GP
S. 94,30 ἀληφόντων MutZ: ἀλειφόντων GP
S. 98,22 μείζωνι MutZ: μείζονι GP

Das Stemma der F-Gruppe stellt sich also folgendermaßen dar:

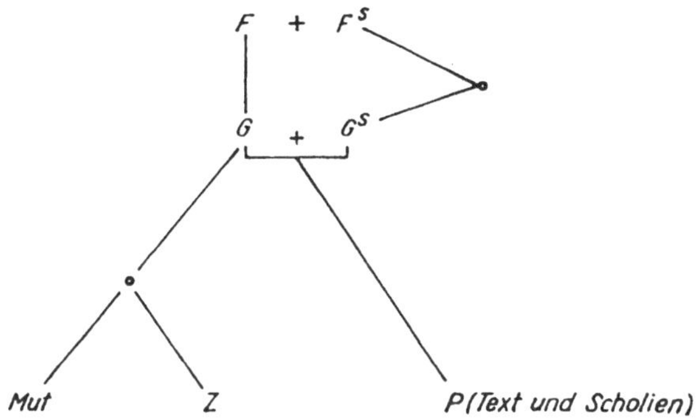

Der Z-Text enthält mehrere recht interessante Ideogramme, z. B.:

S. 70,4 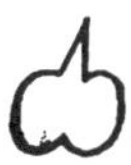 = ἐγκέφαλος
S. 70,5 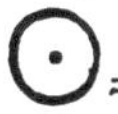 = κεφαλὴν
S. 70,28 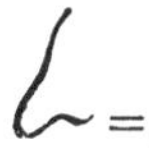 = ῥινῶν
S. 76,4  = γλώσσης
S. 82,7 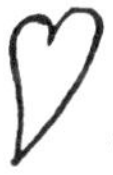 = καρδίης

Die Handschriften dieser Gruppe haben mit denen der j-Gruppe mehrere Lesarten gemeinsam gegen I, woraus ersichtlich ist, daß beide Gruppen über eine gemeinsame Zwischenquelle auf I zurückgehen[1]:

S. 70,26 τὴν^{II} om. JLFGMutZP: exhib. I
S. 72,4 καθαιρεῖται jFGMutZP: καθαίρεται I
S. 74,26 διαρρήγνυται jFGMutZP: διαρήγνυται I
S. 78,23 ὠχρός jFGMutZP: ὁ χρώς I
S. 80,1 τριόβολον jFGMutZP: τριώβολον I
S. 80,3 γέννυες jFGMutZP: γένυες I
S. 86,18 γλυκὺ JFGMutZP: γλυκεῖ I

[1] Vgl. Grensemann, Oct., S. 18, Rivier, S. 117f., und Wittern, S. XXVIIIf.

S. 86,25 αἱματώδη jFGMutZP: αἱματώδει I
S. 88,23 ἐκταράσσεται jFGMutZP: ἐκταράσσηται I

Es gibt über 30 Sonderlesarten, die die enge Verwandtschaft zwischen
O den Handschriften Barocc. Gr. 204 (=O) und Ambros. L 110 Sup.
Amb (=Amb) bezeugen und dazu berechtigen, sie zu einer Gruppe zusammenzufassen, z. B.:

S. 70,11 ἄλλων OAmb: ἄλλως cett.
S. 76,17 διδόναι OAmb: δοῦναι cett.
S. 78,16 τρίβειν OAmb: ἀνατρίβειν cett.
S. 80,3 ὥσπερ OAmb: ὡς cett.
S. 84,22 ἀπολλείπει OAmb: ἀπολείπει cett.
S. 86,2 ἢν OAmb: ἵνα cett.
S. 90,23 δὴ OAmb: δεῖ cett.
S. 90,32 βρὴξ OAmb: βὴξ cett.
S. 92,22 χλιάνας OAmb: χλιαρὸν cett.

In O finden sich Spuren mehrerer verschiedener Hände[1], während Amb von einer einzigen Hand geschrieben worden ist. In Amb fehlen alle Titel und viele Großbuchstaben. Es ist daraus zu schließen, daß der Kodex Amb, der erst im frühen 16. Jahrhundert aus O kopiert worden ist, – wahrscheinlich wegen der inzwischen eingeführten Drucke – nie vollendet wurde.[2]

O zeigt Einflüsse sowohl der R- als auch der I-Familie. Während O mit der I-Familie über 150 Sonderlesarten teilt, betragen die gemeinsamen Lesarten mit der R-Familie nur ungefähr ein Zehntel davon, z. B.:

S. 70,16 εἶναι RUEO: γένηται I
S. 72,25 ταχέως RUEO: om. I
S. 74,21 πρὶν RUEO: om. I: πλὴν M
S. 78,4 ὀρέωσιν RUEO: ὀρέουσιν I
S. 80,7 ἀνεμέει RUEO: ἀνοιδέει I
S. 80,13 ὀδυνώδεα RUEO: ὀδυνώμενα I
S. 82,11 τὸν ἀρχὸν RUEXO: τῶν ἀρχῶν I
S. 82,26 ἂν RUEO: ἢν I
S. 84,28 ante ἵνα add. πρῶτον RUEXO
S. 90,28 πτισσάνης RUEO: πτισάνης I
S. 98,5 στεμφυλίτιδες RUEO: στεμφυλλίτιδες I

Daher ist zu vermuten, daß die erste Hand den Text der I-Tradition kopierte. Diese Vermutung wird durch die folgenden beiden Tatsachen bestätigt: Erstens sind einige Lesarten der R-Gruppe in O in rasura oder über die I-Lesarten geschrieben worden[3], z. B. S. 70,15 ἐγχέαντα in rasura;

[1] Vgl. Rivier, S. 127 Anm. 4.
[2] Vgl. z. B. Rivier, S. 132f., und Wittern, S. XXX.
[3] Über den größten Teil des Textes hat eine spätere Hand erneut geschrieben. In diesen Fällen können die früheren Hände nicht mehr entziffert werden.

S. 70,16 εἶναι in rasura; S. 70,18 πτισσάνης in rasura; S. 80,7 ist ἀνεμέει über ἀνοιδέει geschrieben worden. Zweitens wurde S. 74,19–21 der Text, der in I ausgefallen ist, nicht im Text von O, sondern am Rande ergänzt, und außerdem bietet diese Ergänzung eine Lesart der R-Gruppe, nämlich πρὶν für das von M überlieferte πλὴν.

Da O mit keiner der übrigen Handschriften der I-Gruppe Gemeinsamkeiten aufweist, muß sich seine Vorlage direkt aus I herleiten. Was die R-Gruppe betrifft, so wäre es von der Datierung der Handschriften her möglich, daß R als Quelle gedient hat. Die Tatsache, daß keine der in O stehenden Lesarten speziell von U oder E herstammt, würde eine solche Vermutung in gewissem Grade bestätigen.[1]

Zu den vieldiskutierten „Beziehungen" zwischen O und K ist auf Grund der Handschriftenuntersuchungen zu Morb. III zu bemerken, daß diese beiden Kodizes, ungeachtet der Tatsache, daß es sich bei beiden um kontaminierte Handschriften handelt, überlieferungsgeschichtlich nichts miteinander zu tun haben. Dies wird deutlich, wenn man die Stellung der beiden Handschriften im Stemma vergleicht:

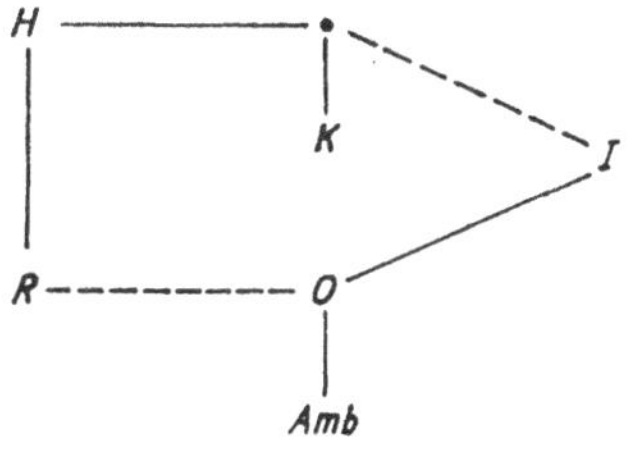

3. Der Ambrosian. C 85 Sup.

Der Kodex Ambrosian. C 85 Sup. (= S)[2] weist eine große Anzahl von Lesarten auf, die sich in keiner anderen Handschrift finden. Beispiele sind: S

S. 70,7 σφίζουσιν S: σφύζουσι cett.
S. 74,23 πιέειν S: ποιέειν cett.
S. 76,18 ἐμέσῃ S: ἀπεμέσῃ cett.
S. 78,17 τῆς γλώσσης S: τῇ γλώσσῃ cett.
S. 82,12 φῦσσαν S: φῦσαν cett.
S. 84,31 λυπαρά S: λιπαρά cett.
S. 86,10 ψαθαψίη S: θαψίη cett.
S. 90,31 κρέμπτεσθαι S: χρέμπτεσθαι cett.
S. 94,27 ξηραίνοται S: ξηραίνηται cett.
S. 98,23 κάθευθοι S: κάθεφθοι cett.

[1] Vgl. Preiser, S. 37$^+$, Poeppel, S. 174f., Grensemann, Oct., S. 27, Rivier, S. 127ff., Lienau, S. 30f., Alexanderson, S. 111, Wittern, S. XXXII.

[2] Vgl. Rivier, S. 142, und die von ihm zitierte Literatur.

Ferner hat S als einzige Handschrift mit M die Lücken S. 70,16f. πρὶν – ἀφαιρέειν, S. 72,15 ἦν – γίνεται und S. 82,13f. ἵνα – κοιλίην gemeinsam, deren Text allerdings in M am Rand ergänzt worden ist, und zwar, nach der Schrift der korrigierenden Hand zu urteilen, bevor S geschrieben wurde; der Tatsache, daß sich diese Verbesserungen in S nicht finden, braucht jedoch kein besonderes Gewicht beigemessen zu werden, da S sämtliche Randbemerkungen unbeachtet gelassen hat.

Die Möglichkeit, daß M und S aus einer gemeinsamen Quelle stammen, ist als solche nie in Betracht gezogen worden; denn es ist sehr unwahrscheinlich, daß eine so alte Handschrift (spätestens aus dem 11. Jahrhundert) bis ins 16. Jahrhundert hinein existierte, ohne irgendeine Spur hinterlassen zu haben. Daher schließe ich mich der allgemein vertretenen Ansicht an, daß S aus M abzuleiten ist.[1]

Für das Stemma der von M abhängigen Handschriften ergibt sich folgende Form[2]:

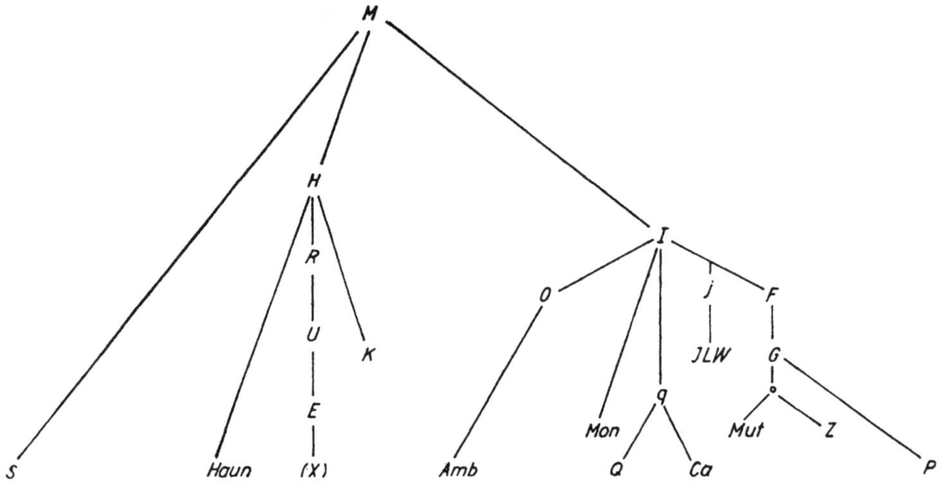

e) Der Atheniens. Βιβλ. τῆς Βουλῆς 39

Ath Der Kodex Atheniens. Βιβλ. τῆς Βουλῆς 39 (=Ath), die jüngste Handschrift mit dem Text von Morb. III, ist aus einer gedruckten Ausgabe abgeschrieben worden, und zwar aus einer verbesserten Auflage der Foesiana.[3] Daß seine Quelle nicht älter ist als die Frobeniana, ist aus

[1] Vgl. z. B. Grensemann, Oct., S. 35, und Wittern, S. XII f.

[2] Dieses Stemma codicum stellt nur die primären Abhängigkeiten dar; für die indirekten Verbindungen vergleiche man die verschiedenen Teilstemmata, oben S. 28; 37; 41 und 43.

[3] Daß Ath aus einer der späteren, korrigierten Auflagen der Foesiana stammt, ist wegen der Stelle S. 86,16 zu vermuten. Dort bietet der Kodex die korrigierte Form ἀκαλήφης und nicht das falsche ἀκαλίφης wie die erste Ausgabe der Foesiana (1595).

den folgenden Lesarten ersichtlich, die erst mit dieser Ausgabe entstanden und auch in keiner anderen Handschrift zu lesen sind:

S. 72,7 τὰ τοιαῦτα Frob. Ath: αὐτά cett.
S. 84,9 post μέχρι add. τῆς Frob. Ath
S. 88,17 ἐνίοις Frob. Ath: ἐνίῃ, ἔνιοι etc. cett.
S. 100,13 ἐν om. Frob. Ath: exhib. cett.

Wenn wir nun die sechs Ausgaben von der Frobeniana bis hin zu der von Mack (Frob., Mercur., Foes., Chart., Lind., Ma.) mit Ath vergleichen, wird es klar, daß die Foesiana die Vorlage für die Handschrift gewesen ist, da nur sie allein bei möglichen Textabweichungen immer mit Ath zusammengeht:

S. 72,4 μὲν τά γε Ath Frob. Mercur. Foes. Chart.: τὰ μὲν Lind. Ma.
S. 72,11 ὀδύνην Ath Frob. Mercur. Foes. Lind. Ma.: ὀδύνη Chart.
S. 76,2 μάλα Ath Frob. Mercur. Foes. Lind.: μάλιστα Chart. Ma.
S. 76,6 οὐρητικῶν Ath Foes. Chart. Lind. Ma.: οὐρειτικῶν Frob. Mercur.
S. 76,17 ἐπαίσθηται Ath Frob. Mercur. Foes. Lind.: αἴσθηται Chart. Ma.
S. 76,26 ὑποχωρέῃ Ath Foes. Chart. Lind. Ma.: ὑποχωρέει Frob. Mercur.
S. 76,31 οὔτε^{II} Ath Foes. Chart. Lind. Ma.: οὔτ' Frob. Mercur.
S. 84,14 δεουσῶν Ath Frob. Mercur. Foes. Chart.: δεούσας Lind. Ma.
S. 88,2 ὑγρασίῃσι Ath Frob. Mercur. Foes.: ὑγρασίη(ς) Chart. Lind. Ma.
S. 90,9 πολλὰ Ath Foes. Chart. Lind. Ma.: πουλλὰ Frob. Mercur.
S. 90,11 πρώτῃ Ath Frob. Mercur. Foes. Lind. Ma.: πρότῃ Chart.
S. 90,21 μήκονα Ath Frob. Mercur. Foes.: μήκωνα Chart. Lind. Ma.
S. 92,4 χρὴ οὕτως Ath Frob. Mercur. Foes. Chart.: χρὴ ὧδε Lind.: οὕτω Ma.
S. 94,19 ἐς Ath Frob. Mercur. Foes. Chart. Ma.: πρὸς Lind.
S. 100,11 ἠθριασμένα Ath Foes. Chart. Lind. Ma.: αἰθριασμένα Frob. Mercur.

II. Die Testimonien

a) Die hippokratische Schrift De diebus iudicat.

Diese antike Schrift, deren Abfassungszeit nicht näher festzustellen ist, enthält drei längere Abschnitte, die auf dem Text von Morb. III basieren, und zwar die folgenden:

7. (S. 6+,6–13 Preiser = IX, S. 302,21–304,3 Li.) ... δίψα μὲν οὖν πολλὴ ἔχει τὸν ἄνθρωπον καὶ πυρετὸς σφοδρός. γλῶσσα δὲ ῥήγνυται

τρηχυνομένη καὶ ξηρὴ γίνεται· καὶ τὸ χρῶμα αὐτῆς τὸν μὲν πρῶτον χρόνον [ὠχρόν] ἐστιν, οἷόν περ εἴωθε, προϊόντος δὲ τοῦ χρόνου μελαίνεται, καὶ ἢν μὲν ἐν ἀρχῇσι μελαίνηται, θάσσους αἱ κρίσιες εἰσίν· ἢν δ' ὕστερον, χρονιώτεραι. (= S. 74,5–9)

9. (S. 7+,15–8+,8 Preiser = IX, S. 304,18–26 Li.) Ἴκτερος δέ ἐστιν ὀξύς τε καὶ ταχέως ἀποκτείνων. ἡ χροιὴ δὲ ὅλη σιδιοειδὴς σφόδρα ἐστίν, χλωροτέρη ἢ οἱ σαῦροι οἱ χλωροί· παρόμοιος δὲ καὶ ὁ χρώς· καὶ ἐν τῷ οὔρῳ ὑφίσταται οἷον ὀρόβιον πυρρόν· καὶ πυρετὸς καὶ φρίκη βληχρὴ ἔχει. ἐνίοτε δὲ καὶ τὸ ἱμάτιον οὐκ ἀνέχεται ἔχων, ἀλλὰ δάκνεται καὶ ξύεται. ⟨καὶ⟩ τὰ ἑωθινὰ ἄσιτος ἐὼν τὰ ἔνδοθεν, ἔπειτα μύζει τὰ σπλάγχνα ὡς ἐπὶ τὸ πολύ. καὶ ὁκόταν ἀνιστῇ τις αὐτὸν ἢ προσδιαλέγηται, οὐκ ἀνέχεται.

Οὗτος ὡς ἐπὶ τὸ πολὺ θνῄσκει ἐντὸς τεσσαρεσκαίδεκα ἡμερέων· ταύτας δὲ διαφυγὼν ὑγιής. (= S. 78,21–28)

10. (S. 8+,9–9+,17 Preiser = IX, S. 304,27–306,19 Li.) Ἡ δὲ περιπνευμονίη τοιάδε ποιέει· πυρετός τε ἰσχυρὸς ἴσχει, καὶ πνεῦμα πυκνὸν καὶ θερμὸν ἀναπνέει· καὶ ἀπορίη καὶ ἀδυναμίη καὶ ῥιπτασμὸς ἔχει καὶ ὀδύναι ὑπὸ τὴν ὠμοπλάτην καὶ ἐς τὴν κληῖδα καὶ ἐς τὸν τιτθόν· καὶ βάρος ἐν τοῖσι στήθεσι καὶ παραφροσύνη.

Ἔστι δ' ὅτε ἀνώδυνός ἐστιν, ἕως ἂν ἄρξηται βήσσειν· πολυχρονιωτέρη δ' ἐκείνης καὶ χαλερωτέρη.

Τὸ δὲ σίαλον λευκὸν καὶ ἀφρῶδες πτύει τὸ πρῶτον, ἡ δὲ γλῶσσα ξανθή· προϊόντος δὲ τοῦ χρόνου μελαίνεται· ἢν μὲν οὖν ἐν ἀρχῇ μελαίνηται, θάσσους αἱ ἀπαλλαγαί, ἢν δ' ὕστερον, σχολαίτεραι. τελευτῶσι δὲ καὶ ῥήγνυται ἡ γλῶσσα· κἢν προσθῇς τὸν δάκτυλον, ἔχεται. τὴν δ' ἀπαλλαγὴν τῆς νούσου σημαίνει ἡ γλῶσσα ἅπερ καὶ ἐν τῇ πλευρίτιδι ὁμοίως.

Ταῦτα δὲ πάσχει ἡμέρας τεσσαρεσκαίδεκα τὸ ἐλάχιστον, τὸ πλεῖστον δὲ εἴκοσι καὶ μίαν· καὶ βήσσει τοῦτον τὸν χρόνον σφόδρα καὶ καθαίρεται ἅμα τῇ βηχί, τὸ μὲν πρῶτον πολὺ καὶ ἀφρῶδες σίαλον, ἑβδόμῃ δὲ καὶ ὀγδόῃ, ὅταν ὁ πυρετὸς ἀκμάζῃ καὶ ὑγρὰ ᾖ ἡ περιπλευμονίη, καὶ παχύτερον· εἰ δὲ μή, οὔ· ἐνάτῃ δὲ καὶ δεκάτῃ ὑπόχλωρον καὶ ὕφαιμον, δωδεκάτῃ δὲ καὶ μέχρι τεσσαρεσκαιδεκάτης πολὺ καὶ πυῶδες.

Ὧν ὑγραί εἰσιν αἱ φύσεις καὶ ⟨αἱ⟩ διαθέσεις τοῦ σώματος, καὶ ἡ νοῦσος ἰσχυρή· ὧν δὲ ἥ τε φύσις καὶ ἡ στάσις τῆς νούσου ξηρή, ἧσσον οὗτοι. (= S. 82,22–84,12)

b) Das Hippokrates-Glossar Erotians

In der Einleitung seines Glossars bietet Erotian eine ausführliche Liste von hippokratischen Schriften. Die Schriften sind darin dem Inhalt nach geordnet, und unter den therapeutischen Werken (θεραπευτικά) befinden sich zwei Bücher über die Krankheiten: περὶ νούσων α' β'.

Lemmata im Glossar selbst, die mit Sicherheit oder mit großer Wahrscheinlichkeit aus Morb. III stammen, sind:

A 128 (S. 26,4 Nachm.) ἀναΐσσει· ἀνορμᾷ. (= S. 70,9; 78,3; 80,20)

Α 129 (S. 26,5 Nachm.) ἀείρειν· προσφέρειν. (= S. 72,27)
Α 131 (S. 26,7f. Nachm.) ἀχιλληΐδες· κριθῶν εἶδος, ὧν μέμνηται καὶ Ἀριστοφάνης καὶ Σοφοκλῆς.[1] (= S. 96,27; 100,8)
Α 132 (S. 26,9 Nachm.) ἀθέρα· τὰ ἄνω τῆς κριθῆς λεπτότατα. (= S. 96,27)
Β 10 (S. 29,1–3 Nachm.) βομβυλιοῦ· ἔστι μὲν τὸ βομβυλιὸν εἶδος μελίσσης. σημαίνει δὲ καὶ τὸν αὐλητήν, παρὰ τὸ τοῖς αὐλοῖς βομβεῖν. ἔστι δὲ καὶ βικίου εἶδος στενοστόμου. (= S. 90,30)
Δ 23 (S. 34,2–4 Nachm.) οἶνον αὐτίτην· τὸν ἀπαράχυτον. ὡς καὶ Πολύζηλος ἐν Δημοτυνδάρεῳ φησιν·

† ἀμαθῶς γὰρ αὐτίτης πᾶσί τε θεοξενίης ἐγίνετο.

(= S. 82,19)
Δ 26 (S. 34,10f. Nachm.) δαῦκος· ἔνιοι τὴν δάφνην ἐνόμισαν, οὐκ ὀρθῶς. ἔστι γὰρ βοτάνης εἶδος. (= S. 86,16 aut Acut. 23 = I 7: I, S. 120,18 Kw. = II, S. 274,4 Li.)
Κ 57 (S. 54,15–17 Nachm.) καταιγίζωσι· τρέπωσι. καταιγίζειν γὰρ τὸ τρέπειν λέγεται. μήποτε δὲ μᾶλλον ἐπὶ τοῦ ὁρμήσωσι τακτέον τὴν λέξιν, παρὰ τὸν αἰγίοχον; (= S. 76,7; 90,26)
Ο 35 (S. 67,6f. Nachm.) οἷον ὀρόβιον πυρρόν· τὸ ⟨ὀρόβιον οἱ μὲν . . .,⟩ οἱ δὲ τὴν ἰσομεγέθη ὀρόβῳ ἀκροχορδόνην. (= S. 78,23)
Π 56 (S. 73,12 Nachm.) πεντάφυλλον· βοτάνης ὄνομα. (= S. 98,6 aut Morb. II 42: VII, S. 58,24 Li.)
Σ 52 (S. 81,19f. Nachm.) σικύου πάλης· τοῦ ἐκ σικύου γινομένου λεπτοῦ ἀλεύρου. (= S. 98,24)
Χ 15 (S. 95,1–4 Nachm.) χηραμύδα· τὴν κοίλην κόγχην, ἣν μύακα καλοῦμεν. παρὰ τὸν χηραμὸν δ' εἴρηται, ὅσπερ ἐστὶ κοῖλος τόπος. ὡς καὶ Νίκανδρος ἐν Θηριακοῖς φησι·

τοῖς δὴ χηραμὰ κοῖλα καὶ ὑληώρεας εὐνάς.[2]

(= S. 86,16. 19; 92,14. 25)

c) Das Hippokrates-Glossar Galens

Galen bietet in seiner Schrift Τῶν Ἱπποκράτους γλωσσῶν ἐξήγησις (XIX, S. 62–157 K.) mehrere Wörter, die aus Morb. III stammen könnten. Nur für ein einziges Wort (ἀθήρ) nennt er seine Quelle, und zwar gibt er den Hinweis: ἐν τῷ δευτέρῳ Περὶ νούσων τῷ μικροτέρῳ.

Normalerweise ist eine sichere Feststellung seiner Quellen unmöglich, weil sein Glossar durchgehend alphabetisiert ist. Als einzige Anhaltspunkte bleiben Übereinstimmungen in Numerus und Kasus bzw. Person, Numerus, Tempus usw., und sogar diese Indizien sind nicht vollkommen zuverlässig, wie der Fall von ἀθήρ beweist, wo der Nominativ im Glossar steht, aber der Akkusativ im Text.

[1] Aristophanes, Eq. 819:

κἀκεῖνος μὲν φεύγει τὴν γῆν σὺ δ' Ἀχιλλείων ἀπομάττει.

Sophokles, Frgm. 551 (Pearson): Ἀχιλλείων.

[2] V. 55.

Folgende Lemmata stammen mit Sicherheit oder möglicherweise aus Morb. III:

XIX, S. 70,6–8 K. ἀθήρ· τό τε τῆς κριθῆς ὀξύ, ὡς ἐν τῷ δευτέρῳ Περὶ νούσων τῷ μικροτέρῳ καὶ τοῦ ἐν ἀκίδι πώγωνος τὸ ἄκρον, ὡς ἐν τῷ πέμπτῳ τῶν Ἐπιδημιῶν. (= S. 96,27)
XIX, S. 71,7f. K. αἰεί· σημαίνει ποτὲ παρὰ τῷ Ἱπποκράτει καὶ τὸ ἕως καὶ παρὰ πολλοῖς τῶν παλαιῶν. (= S. 82,8)
XIX, S. 74,9–11 K. ἀλγήματα· πολλάκις καὶ κατ' αὐτοῦ τοῦ νοσήματος ἐπιφέρει τοὔνομα· καὶ τὸ ἀλγεῖν ὁμοίως ἀντὶ τοῦ νοσεῖν τι καὶ πάσχειν καὶ τὰ ἄλλα τὰ ἀπ' αὐτοῦ. (= S. 86,1; 88,25; 90,6; 94,8)
XIX, S. 75,15f. K. ἀλύζει· ἀπορεῖ, ῥιπτάζεται· οὕτως δὲ καὶ τὸ ἀλύξει ἐπὶ τοῦ μέλλοντος εἴρηται. (vgl. unten Kommentar zu S. 78,2)
XIX, S. 87,1 K. αὐτίτην· οἶνον τὸν αὐτοετίτην, τὸν ἐκ τοῦ ἐνεστῶτος ἔτους. (= S. 82,19)
XIX, S. 87,10f. K. Ἀχιλληϊάδας κριθάς· τὰς εὐτραφεῖς καὶ μεγάλας ἀπό τινος Ἀχιλλέως ὠνομασμένας, ὥς φασι, γεωργοῦ Βαβρωνίου. (= S. 96,27; 100,7f.)
XIX, S. 89,4f. K. βομβύλιον· ἔκπωμά τι στενὸν ἔχον τὸ στόμα ἢ πῶμα παρὰ τὸ βομβεῖν ὠνομασμένον. (= S. 90,30)
XIX, S. 97,2f. K. ἐλατήριον· οὐ μόνον τὸ ἀπὸ τοῦ ἀγρίου σικύου γιγνόμενον, ἀλλὰ καὶ πᾶν τὸ τὴν κάτω κοιλίαν καθαῖρον. (= S. 78,19; 86,10)
XIX, S. 98,7 K. ἐξάντης· ὑγιής. (= S. 72,15)
XIX, S. 104,12 K. θράσσεται· νύσσεται, κεντᾶται. (= S. 84,1)
XIX, S. 105,10 K. ἰλλαίνειν· διαστρέφειν τοὺς ὀφθαλμούς. (= S. 80,5)
XIX, S. 113,1 K. κόγχην· χηραμύδα[1], οὐδὲν πλέον δηλοῖ τῆς χηραμύδος. (= S. 86,16; 92,25)
XIX, S. 115,3f. K. κρίμνα· τὰ ἁδρομερέστερα τῶν ἀλφίτων· ὅταν δ' εἴπῃ κρίμνα ἀλφίτου ἁδρά, τὰ μέγιστα τῶν ἀλφίτων δηλοῖ. (= S. 98,9. 10. 28)
XIX, S. 116,9f. K. κῶμα· καταφορά. γέγραπται δὲ ὡς οἶσθα ἡμῖν περὶ τούτου βιβλίδιον. (= S. 72,12. 31)
XIX, S. 134,8f. K. ῥᾷον· ἑτοιμότερον καὶ εὐχερέστερον. ἔνιοι μέντοι τὸ εὐφορώτερον ἤκουσαν. (= S. 90,32)
XIX, S. 137,13 K. σιδιοειδεῖς· ὠχράς, ὡς σίδιον. (= S. 78,22)
XIX, S. 139,6 K. σκληρύνει· σκελετεύει. καὶ σκληρύνεται, σκελετεύεται. (= S. 74,7)
XIX, S. 151,16f. K. φλέγμα· οὐ μόνον τὸν χυμὸν τοῦτον τὸν λευκὸν καὶ ψυχρόν, ἀλλὰ φλόγωσιν δηλοῖ. (= S. 78,16. 17; 80,8)

[1] Kühn bietet in seinem Text κεραμίδα bzw. κεραμίδος. Aus dem Vergleich mit Erotian X 15 wird jedoch klar, daß diese Lesart falsch ist.

d) Die pseudogalenische Schrift De diaeta Hipp. in morb. acut.

Ein Satz aus Morb. III (S. 90,26–28) wird zweimal in dem pseudogalenischen Traktat[1] De diaeta Hipp. in morb. acut. zitiert, und zwar jedesmal in einem etwas anderen Wortlaut. An der zweiten Stelle wird auf ein Buch „Über die Krankheiten" hingewiesen. Die Zitate lauten:
«ὅταν δὲ καταιγίζωσιν αἱ νοῦσοι, ἡσυχάζειν καὶ τὸν κάμνοντα καὶ τὸν ἰητρόν, ὡς μή τι ἐξεργάσωνται.» (CMG V 9,1, S. 369,5f.)
⟨. . . ἀλλὰ καὶ ἐν τῷ Περὶ νούσων⟩, ἔτι δὲ ἐν ἄλλοις, καὶ μεγαλοφωνότερον· «ὅταν δὲ καταιγίζωσιν αἱ νόσοι, ἡσυχάζειν χρὴ καὶ τὸν κάμνοντα καὶ τὸν ἰητρόν, ὡς μή τι ἐξεργάσηται.» (CMG V 9,1, S. 386,12–14)

e) Caelius Aurelianus, De morb. acut.

Das Werk des Caelius Aurelianus „Über die akuten Krankheiten" weist drei längere Passus auf, die Morb. III entnommen sind; jedesmal nennt der Autor als Quelle Hippokrates' zweites Buch „Über die Krankheiten":

III 28f. (S. 316 Drabkin) praeterea secundo libro De morbis clysterizandos inquit atque purgativis medicaminibus relevandos, quae Graeci cathartica vocant, quorum ex acrimonia magis tumentia provocantur. phlebotomari quoque ex locis sub mamilla constitutis noxium atque putidum iudicamus. noxium, siquidem plurima oporteat corpora dividi, cum neque facile sub visum venae devenire possunt; putidum, siquidem sine ulla difficultate ex brachio potuerit sanguinis approbari detractio. dehinc iugis atque coacervata materiarum detractio, clysterum et purgativorum medicaminum et phlebotomiae, vexabilis esse perspicitur. item si plurima, inquit, praefocatio occurrerit, clysteris auliscum, quem nos tibiam dicere poterimus, faucibus inquit immittendum, incendens hyssopum, sulphur, bitumen, quorum rapere odorem praecipit aegrotantem per eandem fistulam. quorum sine dubio promptus est error. nititur enim immittere fistulam faucibus, quae neque aerem tenuissimum percipere possunt vi passionis oppressae; dehinc austero fumo aegros implendos existimat, quo saepe etiam sani praefocatione afficiuntur. ultimo etiam ex duobus brachiis atque venis sub lingua constitutis sanguinem detrahendum probat, quod supra damnantes frustravimus, non enim sine multa corporis vexatione fiet. (= S. 78,10–18)

III 85f. (S. 352 Drabkin) item secundo libro quem De morbis scripsit ait esse aliquando conducibile tetanico sine vulnere effecto atque primaevo corpore et habitudine vigenti aestatis tempore plurimae frigidae ablutionem, siquidem fervorem reclamet ac revocet. dat etiam

[1] Zur Unechtheit dieser Schrift s. M. Lyons, Galen, On the parts of medicine, On cohesive causes, On regimen in acute diseases in accordance with the theories of Hippocrates, hrsg. u. übers., CMG Suppl. Or. II, Berlin 1969, S. 15.

nigrum helleborum cum pipere, et lacte asinino carne concocto potat atque sternutamentum commovet. mirandum igitur quod in his qui tali passione afficiuntur frigida utendum existimat Hippocrates, qui iamdudum ait frigida quaeque esse inimica ossibus, nervis, dentibus, et cerebro. sternutamenta etiam commovere tumores nulli dubium est. item asininum lac nulla ratione laxare tumentia probatur; dehinc stomachum evertet siquidem sit tetri odoris et saporis. item helleborum nigrum nervos obsidet atque purgando vel deducendo corpus exagitat. (=S. 80,10–13[1])

III 153f. (S. 396 Drabkin) veterum autem medicorum [ut] Hippocrates secundo libro De morbis communiter inquit frigeranda superiora, particulariter autem adhibenda vomifica medicamina, et phlebotomia ex brachio et capite. tunc ⟨in⟩ sacculum aqua calida plenum deponendos iubet aegrotantes, facere etiam collyrium decem digitorum, quem appellavit balanum, atque hunc summo tactu felle taurino ungendum; tunc si nihil perfecerit, clysterem adhibendum. vel si hoc quoque minus valuerit, et folliculo artis aerariae immittendum inquit ventum per podicem, quo distantia ventris atque intestinorum replicatis folliculis fiat. tunc statim adhibendum clysterem probat, detracto supradicto folliculo, et podicem cum spongia obstruendum, atque in aquam calidam aegrotantem deponendum. utendum inquit primo tempore passionis melle decocto atque vino. (=S. 82,5–19)

f) Die „Gynäkologie" des Soran

Die folgende Stelle aus der „Gynäkologie" des Soran könnte sich in einem Detail auf Morb. III (S. 82,12–14) beziehen:

III 29,2 (CMG IV, S. 112,14f.) ... Ἱπποκράτης τὰς μὲν ἀφεψήματι κράμβης ἐπότισε, τὰς δὲ ὀνείῳ γάλακτι, καὶ ὡς εἰλεωδῶς στροφουμένης τῆς μήτρας αὐλίσκον ἐνθεὶς χαλκευτικῆς φύσης εἰς τὸν γυναικεῖον κόλπον ἐφύσα διαστολὴν ἐπιτηδεύων.

Diese Äußerung hat mehrmals Verlegenheit bereitet[2], da man keinen angemessenen Beleg für sie in den gynäkologischen Werken des CH finden konnte; denn an den beiden Stellen[3], an denen es sich um eine Einblasung in die Gebärmutter handelt, wird nur ein αὐλίσκος erwähnt, niemals ein Blasebalg. Möglicherweise ließe sich der Widerspruch aber dadurch erklären, daß Soran diese gynäkologische Prozedur mit dem ähnlichen Eingriff bei Darmverschluß in Morb. III (S. 82,12–14) verwechselt hat, bei dem der Blasebalg verwendet wird.[4]

[1] Vgl. Drabkin, S. 353 Anm. 10.
[2] Siehe Temkin, S. 153 Anm. 51; Hanson, S. 185.
[3] Nat. Mul. 14 (VII, S. 332,4f. Li.) = Mul. II 131 (VIII, S. 278,16f. Li.).
[4] Für diese Erklärung sprechen sowohl Sorans allgemeine Nachlässigkeit beim Zitieren (vgl. Hanson, S. 198f.) als auch die Tatsache, daß die betreffende Stelle aus Morb. III

III. Ausgaben und Übersetzungen

Folgende Ausgaben und Übersetzungen wurden ausgewertet:

Hippocratis Coi ... octoginta volumina ... per M. Fabium Calvum ... latinitate donata, Romae 1525 (S. 302–311)

Omnia opera Hippocratis (ed. Franciscus Asulanus) in aedibus Aldi et Andreae Asulani soceri, Venetiis 1526 (S. 68b–72a)

Hippocratis Coi ... libri omnes ... (ed. Ianus Cornarius), Froben, Basileae 1538 (S. 158–166)

Hippocratis Coi de Morbis libri quatuor Georgio Pylandro interprete ..., Parisiis 1540 (S. 124–154)

Hippocratis Coi ... opera quae apud nos extant omnia per Ianum Cornarium ... Latina lingua conscripta ..., Basileae 1546; Lugduni 1554 (S. 172b–180a)

Hippocratis Coi opera ... a Hieron. Mercuriali ... industria ac sumptibus Juntarum, Venetiis 1588 (Teil III, S. 149–162)

Magni Hippocratis ... opera omnia quae extant ... nunc recens latina interpretatione et annotationibus illustrata Anutio Foesio ... His praeterea accessere variae lectiones ..., Francofurti 1595 (Teil V, S. 46–56)

Opera Hippocratis Coi et Galeni ... R. Charterius ... edidit, Lutetiae Parisiorum 1639 (Bd. VII, S. 582–595)

Hippocratis Coi sive magni opera omnia Graece et Latine ... Ioan. Anton. Vander Linden, Lugduni Batavorum 1665 (Bd. II, S. 96–120)

Hippocratis opera omnia ... studio et opera Stephani Mackii, Viennae 1743/49 (Bd. II, 1749, S. 247–266)

Magni Hippocratis opera omnia ed. C. G. Kühn, Lipsiae 1825–1827 (Bd. II, 1826, S. 292–324)

Œuvres complètes d'Hippocrate ... par E. Littré, Paris 1839–1861 (Bd. VII, 1851, S. 118–161)

Hippocratis et aliorum medicorum veterum reliquiae, ed. F. Z. Ermerins, Traiecti ad Rhenum 1859–1864 (Bd. II, 1862, S. 247–271)

Ἱπποκράτης κομιδῇ, ed. C. H. Th. Reinhold, Ἀθήνησι, 1865–1867 (Bd. II, 1866, S. 53)

Ἱπποκράτους περὶ νούσων. Kollationen der Handschriften Θ, M und R und Bearbeitung des Textes von W. Kahlenberg (unveröffentlicht). Dieses Material befindet sich im Archiv des Thesaurus Linguae Graecae (Hippokrateslexikon) in Hamburg.

Zu dem Verhältnis der Ausgaben untereinander und zu den griechischen Handschriften vgl. Nelson, S. 74ff., Rivier, S. 148ff., und Grensemann, Oct., S. 66ff.

in dem auf Soran zurückgehenden Werk „Über die akuten Krankheiten" des Caelius Aurelianus ausführlich zitiert wird (vgl. oben S. 50).

Besonders nützlich für die Interpretation des Textes waren für mich die Übersetzungen von Fabius Calvus und Pylander, da sie nur auf dem griechischen Text basieren und daher viel freiere Interpretationen bieten als spätere Versionen; denn nach der Verbreitung von Cornarius' Übersetzung (1546) schließen sich alle Übersetzer seiner Interpretation an und bieten infolgedessen nur selten alternative Interpretationen.

Folgende Kommentare zum CH im allgemeinen und zu Morb. III im besonderen wurden berücksichtigt:

Io. Gorraei Parisiensis Definitionum Medicarum Libri XXIIII ..., Francofurti 1601

Oeconomia Hippocratis alphabeti serie distincta ... Anutio Foesio ... authore, Francofurdi 1588

Commentaria in Hippocratis libros quatuor de Morbis luculentissima ... P. Salii Diversi. Francoforti 1602 (S. 291–352)

Bei der Vorbereitung meiner deutschen Übersetzung waren mir die Hippokrates-Übersetzungen von R. Fuchs, München 1895–1900 (Vol. II, 1897, S. 462–483) und von R. Kapferer, Stuttgart 1933–1940 (Teil XVIII, 1936, S. 93–115) eine große Hilfe.

IV. Zusammenstellung dialektischer und orthographischer Varianten in Θ und M[1]

a) Zur Flexion

1. Deklination der Nomina:

Substantive vom Typ κοιλίη und ἡμέρη ebenso wie Adjektive vom Typ ὑγρή und χρονιωτέρη haben, mit Ausnahme von S. 98,21 χύτραν in M, immer das ionische η für das attische ᾱ.

Der Dativ Plural der α-Deklination hat ausnahmslos die Endung -ῃσι bzw. -ῃσι.

Der Dativ Plural der ο-Deklination lautet in der überwiegenden Mehrheit der Fälle -οῖσι(ν) bzw. -οισι(ν). Ausnahmen sind S. 72,12 ἀμφοτέροις τοῖς ὀφθαλμοῖς Θ und S. 86,17 τοῖς M.

Dualformen finden sich nur in M, und auch da nicht regelmäßig[2]:

S. 72,12 ἀμφοτέροις τοῖς ὀφθαλμοῖς Θ: ἀμφοῖν τοῖν ὀφθαλμοῖν M

[1] Diese Zusammenstellung dient lediglich zur Vereinfachung des kritischen Apparats, es handelt sich dabei nicht um eine dem hippokratischen Dialekt bzw. der Orthographie gewidmete Untersuchung. Zum Dialekt s. vor allem Kühlewein, Bd. I, S. LXVff., Bechtel, Bd. III, Schwyzer, bei Deichgräber, S. 62ff., und Rüst. Dialektformen und orthographische Eigentümlichkeiten, die hier oder anläßlich meiner Charakterisierung von Θ und M (oben S. 14–20) verzeichnet sind, erscheinen prinzipiell nicht im Apparat.

[2] Vgl. Bechtel, Bd. III, S. 134f.

S. 78,1 οἱ ὀφθαλμοὶ πονέουσί τε καὶ ἐξέχουσιν Θ: τὼ ὀφθαλμὼ πονέετόν τε καὶ ἐξέχετον M
S. 80,4 οἱ ὀφθαλμοὶ ΘM
S. 80,6 τὰς χεῖρας Θ: τὼ χεῖρε M
S. 80,17 τὰς χεῖρας ΘM
S. 98,10 τῇσι χερσίν ΘM

Die Feminina von βραχύς, ὀξύς und τρηχύς haben in Θ meistens die Form auf -έη, in M dagegen die attische Form auf -εῖα:

S. 74,2 βραχέη Θ, -εῖα M
S. 74,27 ὀξέη Θ, -είη M
S. 76,11 ὀξέη ΘM
S. 88,6 ὀξέαι Θ, -εῖαι M
S. 88,9 ὀξέαι Θ, -εῖαι M
S. 88,18 ὀξέαι Θ, -εῖαι M
S. 88,30 τρηχείη Θ[1], -εια M

Bei dem Adjektiv ὑγιής überwiegen die unkontrahierten Formen:

S. 70,13; 76,14; 88,5 ὑγειέες Θ, ὑγιέες M
S. 92,27 ὑγιέα M, ὑγιᾶ Θ

Der Dativ Singular des Adjektivs νῆστις lautet in Θ immer νήστι, in M νήστει; vgl. Kühlewein, Bd. I, S. LXXXIX.

2. Verba contracta auf -έω:

Kontraktion von -εε(ι): In den Fällen, in denen alle Handschriften übereinstimmen, zeigt sich eine allgemeine Bevorzugung (ca. 2 : 1) der unkontrahierten Formen, allerdings nicht bezüglich der einsilbigen Verben δεῖν und ῥεῖν, bei denen Kontraktion ausnahmslos durchgeführt wird. Wo die Überlieferung nicht einheitlich ist, neigt Θ mehr zu Kontraktion als M:

S. 70,18 und öfter ἀοινεῖν Θ: ἀοινέειν M
S. 72,15 ἀφικνεῖται Θ: ἀφικνέεται M
S. 74,25 δοκεῖ M: δοκέει Θ
S. 78,6 κεῖται Θ: κέεται M
S. 78,10 συνακολουθεῖ Θ: συνακολουθέει M
S. 82,23 ἀναπνεῖ Θ: ἀναπνέει M
S. 88,30 σκοπεῖσθαι Θ: σκοπέεσθαι M
S. 90,20 πιεῖν Θ: πιέειν M
S. 92,18 ἐγχεῖν Θ: ἐγχέειν M
S. 100,14 οὐρεῖται M: οὐρέεται Θ

[1] Vgl. Kühlewein, Bd. I, S. LXXXVI.

Kontraktion von -εη findet nie statt. Kontraktion von -εο und -εου findet gleichfalls nie statt.

3. Konjugation von εἶναι:

Der Konjunktiv 3. Person Singular ist ausnahmslos ᾖ, während die 3. Person Plural mit S. 90,25 ὦσι (Θ) als einziger Ausnahme immer ἔωσι lautet. Das Partizip ist immer ἐον- bzw. ἐοῦ- außer S. 90,32 ἐὼν Θ: ὢν M.

b) Ionismen

αὖτις Θ: αὖθις M
ἐπιρρυφεῖν Θ: ἐπιρροφεῖν M
ζωέι M: ζῇ Θ
μέζων Θ: μείζων M
ὁκόσος M: ὁπόσος Θ
ὁκόταν M (S. 70,9. 14. 20; 72,10; 74,1. 22; 76,7. 11. 23; 78,26; 80,7; 88,21): ὁπόταν M (S. 70,4; 80,12; 84,7; 86,1. 22. 28; 90,25. 26. 30; 96,2. 13; 98,10)
ὅκως M: ὅπως Θ
πολλός ΘM (S. 70,24; 86,3; 90,7): πολύς ΘM (S. 84,6), M (S. 74,1): πουλός (Hyperionismus) ΘM (S. 84,9), Θ (S. 74,1)
ἐπὶ τὸ πολύ wird sowohl mit πολύ als auch mit πουλύ (Hyperionismus) geschrieben: ἐπὶ τὸ πολύ Θ (S. 80,15), M (S. 78,26. 27; 90,7): ἐπὶ τὸ πουλύ Θ (S. 78,26. 27), M (S. 80,15).
πόμα M: πῶμα Θ
ῥυφεῖν Θ: ῥοφεῖν M
ῥύφημα Θ, M (S. 80,7): ῥόφημα M (außer S. 80,7)
σημήϊον M (S. 74,19. 20; 78,8; 88,29; 90,6): σημεῖον Θ, M (S. 84,25)
τεσσερεσ- Θ: τεσσαρεσ- M
φλυηρεῖν Θ: φλυαρεῖν M
χλιήνας Θ: χλιάνας M

c) Attizismus

θάττος M (S. 90,5): θάσσος Θ, M (außer S. 90,5)

d) Weitere orthographische Varianten

ἀποθνήσκειν Θ, M (außer S. 72,25; 76,2; 80,22): θνήσκειν M (S. 72,25; 76,2; 80,22)
γληχώ M, Θ (S. 100,13): βληχώ Θ (S. 98,30)
δωδέκατος Θ, M (S. 84,8): δυω- M (S. 88,6. 8)

εἵνεκεν Θ: εἵνεκα M
ἐπήν Θ, M (S. 70,28): ὁπόταν M (S. 70,4): ὁκόταν M (S. 70,14)
ἐς / εἰς: die Form ἐς überwiegt in beiden Handschriften, obwohl Beispiele für εἰς in jeder zu finden sind:

S. 70,5 εἰς Θ: (ἐν M)
S. 70,15 εἰς Θ: ἐς (bis) M
S. 80,16 εἰς ΘM
S. 82,24 εἰς$^{\text{I et II}}$ M: ἐς Θ
S. 84,14 εἰς M: (πρὸς Θ)
S. 94,5 εἰς Θ: ἐς M

ἔχειν Θ (außer S. 78,24; 82,22; 86,23^{I}), M (außer S. 72,20; 74,22): ἴσχειν Θ (S. 78,24; 82,22; 86,23^{I}), M (S. 72,20; 74,22)
κάθεφθον Θ, M (S. 90,28; 98,23): κάθεπτον M (S. 98,17)
λίτρον Θ: νίτρον M
ὁκόταν M (S. 70,9. 20; 72,10; 74,1. 22; 76,7. 11. 23; 78,26; 80,7; 88,21): ὁπόταν M (S. 80,12; 84,7; 86,1. 22. 28; 90,25. 26. 30; 96,2. 13; 98,10): ὅταν Θ
οὖς Pl. Nom. / Akk. οὔατα M, Θ (S. 70,6. 23): ὦτα Θ (S. 72,2)
Gen. ὤτων Θ: οὐάτων M
Dat. οὔασιν Θ: om. M
πέπερι Gen. πεπέριος Θ: πεπέρεως M
πλεύμων M, Θ (außer S. 78,14): πνεύμων Θ (S. 78,14)
πυκινόν (Adv.) Θ, M (außer S. 92,29; 94,29): πυκνόν M (S. 92,29; 94,29)
πύον (-ου) Θ, M (S. 70,25; 72,1; 84,18; 92,33; 94,1. 3. 9. 10. 25; 96,2. 6. 8. 9): πύος (-ους) M (S. 70,23; 86,31; 92,28; 94,5. 7)
ῥέγκειν Θ: ῥέγχειν M
σίαλον M, Θ (außer S. 86,11): σίελον Θ (S. 86,11)
σμικρός Θ: μικρός M
στεμφυλιτίδης Θ: στεμφυλλιτίδης M
συν- M, Θ (außer S. 74,12; 78,10; 80,17; 82,14; 84,32): ξυν- Θ (S. 74,12; 78,10; 80,17; 82,14; 84,32)
τεσσαρασκαιδεκαταῖος M: τέσσερες καὶ δεκαταῖος Θ
ὕσσωπος Θ: ὕσωπος M
φάρυγξ M, Θ (S. 76,31; 78,12. 16): φάρυξ Θ (S. 78,3)

V. Die Bezeichnung und Anordnung der hippokratischen Krankheitsbücher in der Antike

Um die Frage zu beantworten, wie sich Morb. III in die von Erotian in seiner Einführung gebotene Unterteilung περὶ νούσων α'β' einordnet[1], müssen wir diejenigen Glossen untersuchen, die den in Frage kommenden

[1] Vgl. z. B. Ilberg, Erotianos, S. 138, und Nachmanson, S. 400ff.

Schriften entnommen worden sind. Denn da Erotian die zu jeweils einem Buchstaben gehörenden Glossen in den meisten Fällen in fast derselben Reihenfolge vorführt, in der ihre Quellen in seinem Verzeichnis der hippokratischen Schriften stehen, wird es auf diese Weise unter Umständen möglich sein, einige Aufschlüsse über seine Benennung der Krankheitsbücher zu erhalten.

Neun Glossen stammen mit Sicherheit oder großer Wahrscheinlichkeit aus Morb. I[1] und zwölf, wie schon erwähnt[2], aus Morb. III.

Aus der Reihenfolge der Glossen unter den drei Buchstaben Α, Κ und Σ ist zu erkennen, daß Morb. I vor Morb. III behandelt wird:

Morb. I: Α 125; 126	Morb. III: Α 128; 129; 131; 132
Morb. I: Κ 52	Morb. III: Κ 57
Morb. I: Σ 51	Morb. III: Σ 52

Glossen aus den anderen Büchern über Krankheiten erscheinen viel seltener und noch dazu in keiner festen Reihenfolge:

Morb. II:	Α 57; Π 56 (?); Φ 19
Morb. IV:	Κ 58
Hebd.:	Α 53; Γ 11
Int.:	Β 17

Von den bisherigen Vorschlägen zur Identifizierung der verschiedenen Schriftentitel sind die von Ilberg[3] und Nachmanson[4] besonders wichtig. Nach Ilberg ergibt sich folgendes Schema:

Erotian	moderner Titel	Galen
π. ν. α'	π. ν. α'	π. ν. α' οὐκ ὀρθῶς ἐπιγεγραμμένον
	π. ἑβδομ.	π. ν. α' τὸ μικρότερον
	π. ν. β'	π. ν. α' τὸ μεῖζον
π. ν. β'	π. ν. γ'	π. ν. β' τὸ μικρότερον
	π. τ. ἐντ. παθ.	π. ν. β' τὸ μεῖζον

Nach der Auffassung von Nachmanson umfassen Erotians π. *νούσων* α' die Schriften π. ν. α', π. ἑβδομ., π. ν. γ' und π. *νούσων* β' die Schriften π. ν. β' und π. τ. ἐντ. παθ.

Diesen Vorschlägen, die sich vor allem auf Galen stützen, würde ich folgende Lösung vorziehen: Es besteht kein Zweifel, daß Erotian Morb. I und III glossiert hat, und zwar in dieser Reihenfolge. Seine Kenntnis der anderen Krankheitsbücher ist weniger gesichert, und es läßt sich nicht feststellen, in welcher Reihenfolge er sie allenfalls eingeordnet hat. Wenn man außerdem berücksichtigt, daß Morb. III dreimal von Caelius Aurelianus als das zweite Buch „Über die Krankheiten" zitiert wird (s. oben S. 49f.), liegt es nahe, Erotians περὶ *νούσων* α' β' mit Morb. I und III zu identifizieren. Wenn durch diese Identifizierung einige wenige Glossen aus den anderen Büchern über die Krankheiten keine Ent-

[1] Vgl. Wittern, S. LXf.

[2] Siehe oben S. 46f.

[3] Siehe Ilberg, Erotianos, S. 138f.

[4] Siehe Nachmanson, S. 413f.

sprechungen unter den Titeln in dem Schriftenindex finden, so würde dies keinen Ausnahmefall darstellen, da auch von mehreren anderen Schriften, die Erotian glossiert hat, die Titel fehlen, z. B.:

Vict.: Α 15; Ε 8
Gland.: Λ 24
Genit.: Α 33
Carn.: Α 53
Oss.: Α 74; 75; Β 5; Γ 9; Ε 37; 38 usw.

Caelius Aurelianus zitiert aus den Büchern über die Krankheiten nur Morb. III, und zwar, wie schon gesagt, immer als das zweite Buch, und Galen nennt unsere Schrift, wie oben erwähnt, περὶ νούσων β' τὸ μικρότερον.[1]

Angesichts dieser wiederholten Bezeichnung von Morb. III als περὶ νούσων β' könnte man sich vielleicht fragen, ob sich in der Stellung der Schrift im Kodex Θ nach Morb. I und in dem dort genannten Titel περὶ νούσων β' (von einer späteren Hand zu περὶ νούσων γ' korrigiert) möglicherweise ein Rest der früheren Nomenklatur erhalten hat. Die Tatsache, daß sich in Θ der Anfang des ersten Satzes von Morb. II an das Ende des Textes von Morb. I anschließt, würde allerdings gegen diese Vermutung sprechen.

Es gibt zwei Hinweise dafür, daß die beiden Schriften Hebd. und Morb. III[2] in der Antike irgendwann miteinander verbunden worden sind. Erstens entspricht der letzte Satz von Hebd., der nur lateinisch erhalten ist (De febribus quidem omnibus ⟨dixi⟩; de ceteris autem jam dicam.), genau dem ersten Satz von Morb. III (περὶ μέν νυν πυρετῶν ἁπάντων εἴρηταί μοι· ἀμφὶ δὲ τῶν λοιπῶν ἐρέω ἤδη.), und ferner tragen die Schriften bei Galen die Titel περὶ νούσων α' τὸ μικρότερον[3] (=Hebd.) und περὶ νούσων β' τὸ μικρότερον[4] (=Morb. III).

Daß sie dagegen ursprünglich miteinander verbunden waren, wie Littré[5] und Ilberg[6] behauptet haben, ist kaum möglich; denn die in ihnen enthaltenen sachlichen Unterschiede, die Mansfeld als Beweis gegen eine solche ursprüngliche Verbindung anführt[7], sind von so grundlegender Natur, daß man sich seiner Beweisführung nicht verschließen kann:

„The parallel between the microcosm and the macrocosm which is all-important both to the general and to the special medical theory of Hebd. is wholly absent from Morb. III. The explicit theory of the hot and the cold and the wet and the dry, upon which the etiology, the

[1] Siehe XIX, S. 70,6f. Kühn.
[2] Vgl. Littré, I, S. 361 und VIII, S. 623ff., Ilberg, Siebenzahl, S. 33ff., Mansfeld, S. 12ff., und Jouanna, Cnide, S. 435ff.
[3] XIX, S. 80,4f. Kühn. An einer anderen Stelle (XIX, S. 73,9f. Kühn) verwendet Galen die alternative Bezeichnung περὶ ἑβδομάδων für dieselbe Schrift.
[4] XIX, S. 70,6f. Kühn.
[5] Siehe Littré, VIII, S. XXXVIIff.
[6] Siehe Ilberg, Siebenzahl, S. 35ff.
[7] S. 13f.

therapy and the semiology of Hebd. are based is absent from Morb. III as well. The psycho-physiological idea of Hebd. that fevers and other acute diseases are caused by the condition of the hot of the soul is also missing. If Morb. III really were the continuation of Hebd. one would expect to find at least a few references to the general etiological theories contained in that work. It is true that in Morb. III occasionally (and certainly if we add its last chapter, on ψυκτήρια prescribed ἐπὶ καύσοις) it is advised to prescribe refreshing or refrigerating aids and appliances. It is also true that θερμασίη is mentioned as the cause of an ailment of the lungs, (but the author of Hebd. would have spoken of τὸ θερμόν), and that the number seven plays a certain role in determining the course and duration of diseases. But such resemblances are far outweighed by the differences indicated above. It is also curious that Morb. III, Ch. 6 discusses καυσώδης (sc. πυρετός), which has been amply treated in Hebd., and does so after having announced in its first sentence that, all fevers having been spoken of, attention will now be turned towards the other diseases!"

Die einzige Bemerkung, die ich zu Mansfelds klarer und treffender Behandlung der Frage machen möchte, verstärkt seine Argumentation sogar; denn der Fall einer durch θερμασίη verursachten Krankheit in Morb. III (S. 74,22) entfällt als Parallele zu Hebd., da diese Lesart, die nur in M überliefert ist, durch die von Θ gebotene, zweifellos richtige Angabe der Krankheitsursache mit φλεγμασίη zu ersetzen ist.[1]

VI. Die literatur- und medizingeschichtliche Einordnung der Schrift

a) Die Struktur der Schrift

Morb. III besteht aus zwei Teilen. Die Schrift wird durch eine kurze Anknüpfung an eine in der Antike vorangestellte Abhandlung eingeleitet. Der erste und umfangreichste Teil ist eine Sammlung von sechzehn Krankheitsbeschreibungen, der zweite ein Katalog von ungefähr zwanzig kühlenden Mitteln. Zur Einleitung vgl. oben S. 57.

Der erste und bei weitem größte Teil der Schrift entspricht genau dem Titel „Über die Krankheiten". In sechzehn in sich geschlossenen Kapiteln von unterschiedlicher Länge werden sechzehn verschiedene Krankheiten beschrieben.

Eine streng schematische Anordnung der Krankheiten ist nicht zu erkennen. Im einzelnen lassen sich die Krankheiten folgendermaßen gruppieren:

Kapitel 1–4 und 8: Krankheiten des Kopfes
Kapitel 5, 7, 15 und 16: Krankheiten des Brustkorbs
Kapitel 9: Krankheit des Zwerchfells

[1] Zu dieser ganzen Frage vgl. Bourgey, S. 69f.

Kapitel 6, 11–13: Krankheiten des Gesamtkörpers
Kapitel 10: Krankheit der Kehle
Kapitel 14: Krankheit des Unterleibs

Die einzelnen Beschreibungen weisen eine relativ feste Grundform auf. Zuerst wird die Krankheit entweder genannt oder mit einigen Worten kurz charakterisiert und dadurch identifiziert (vgl. Kap. 1–4 und 7). In dieser Charakterisierung ist in der Regel die Grundvorstellung des Verfassers von der Krankheit enthalten, wie z. B. „Wenn das Gehirn infolge einer Schleimansammlung anschwillt" (Kap. 1) oder „Wenn das Gehirn mit vieler unreiner Substanz angefüllt ist" (Kap. 3). Es ist anzunehmen, daß auch mehrere der Namen die Grundvorstellung des Verfassers von der genannten Krankheit beinhalten, wie z. B. φρενῖτις = νοῦσος τῶν φρενῶν (Kap. 9) oder εἰλεοί = τὰς κοιλίας εἰληθῆναι (Kap. 14). Ich vermute auch, daß für die Krankheiten, für die der Verfasser keinen Namen bietet, noch keine Bezeichnungen vorhanden waren, so daß Umschreibungen an Stelle eines prägnanten Terminus unumgänglich waren.

Nach der Nennung oder Identifizierung der Krankheit wird das Kapitel mit einer Darstellung der Symptome und des Krankheitsverlaufs fortgesetzt. Dieser Teil schließt dann mit einer Prognose ab, meistens mit der folgenden formelhaften Wendung ausgedrückt: „Der Patient stirbt innerhalb von x Tagen; wenn er aber diese Zeit überlebt, dann wird er genesen." An dritter und letzter Stelle werden Anweisungen für die Behandlung erteilt.

Die längeren Kapitel 15 und 16 sind komplizierter in ihrer Form; jedes enthält mehrere Nebenbemerkungen über Sonderarten der Krankheit, Komplikationen usw., aber auch sie folgen im wesentlichen derselben Grundform wie die kürzeren Kapitel; vgl. den Kommentar zu S. 82,22 und 86,22.

Der Verfasser gibt im allgemeinen keine explizite Ätiologie ad hoc; nur in einem einzigen Kapitel (14) wird nach der Nennung der Krankheit eine kurze Ätiologie hinzugefügt: „Darmverschluß entsteht, wenn der Oberleib warm, der Unterleib dagegen kalt wird". Doch sind in dem, was wir Grundvorstellung nannten, in impliziter Form allgemeine ätiologische Konzepte enthalten.

b) Die Nosologie des Verfassers

Alle sechzehn Krankheiten stellen akute Formen dar; die kürzeste erwähnte Verlaufszeit beträgt drei Tage (vgl. S. 72,14; 76,28; 80,8 und 88,26), die längste ungefähr drei Wochen (vgl. S. 70,12; 84,5. 21 und 88,24), abgesehen von einer Komplikation der Lungenentzündung (Empyem), die bis zu einem Jahr dauern kann (vgl. S. 84,17). Die überwiegende Mehrheit der Krankheiten ist lebensgefährlich.

Die einzelnen Krankheiten sind nach der Vorstellung des Verfassers alle scharf voneinander abgegrenzte Erscheinungen, die in sich mehr oder weniger gleichförmig sind. Das bedeutet allerdings nicht, daß keine Ähnlichkeiten zwischen verschiedenen Erkrankungen wie z. B. Schlafsucht und Lungenentzündung (vgl. S. 72,29f.), Phrenitis und Lungenentzündung (vgl. S. 76,22f. und 76,25f.) sowie Starrkrampf und Opisthotonus (vgl. S. 80,15f.) oder zwischen Behandlungsmethoden, welche bei mehreren Krankheiten Anwendung finden, wie z. B. bei Phrenitis, Lungenentzündung und Rippenfellentzündung (vgl. S. 84,26f.), festgestellt werden oder daß innerhalb der einzelnen Krankheitsbeschreibungen nicht mehrere Sonderarten aufgeführt werden, wie z. B. für Rippenfellentzündung (vgl. S. 86,28ff.; 88,1ff.; 88,11ff.; 88,17ff.; 88,21ff.; 88,25ff.). Im Grunde genommen trifft es aber zu, daß in jeweils einem Kapitel eine bestimmte Krankheit unter nur einem Namen dargestellt wird. Es ist auch zu bemerken, daß zwei Krankheiten nie mit demselben Namen bezeichnet sind, etwa nach der Art ἴκτερος und ἕτερος ἴκτερος.

Die Konzentration des Verfassers ist eindeutig auf Symptome, Verlauf, Prognose und Behandlung der Krankheiten gerichtet. Daraus darf man schließen, daß es sein Ziel war, ein brauchbares Handbuch für die ärztliche Praxis zusammenzustellen. Seine Methode ist zum größten Teil empirisch, er beschreibt die Krankheit und ihre Behandlung, ohne zu versuchen, beides irgendwie theoretisch zu verbinden. Die Quelle seines Wissens ist die Erfahrung. Bei einigen Krankheiten tritt dennoch in der Beschreibung eine, allerdings sehr konkrete, Verbindung zwischen der zugrunde liegenden Krankheitsvorstellung und der Behandlung in Erscheinung; vgl. den Kommentar zu S. 70,17. 27 und 82,5.

Die meisten Ausdrücke und Aussagen in Morb. III, die man als mögliche Bestandteile einer humoralpathologischen oder „meteorologischen“ Krankheitslehre betrachten könnte, zeigen durch ihren Kontext, daß sie überhaupt nicht in solch ein theoretisches System gehören, sondern sich auf konkrete Tatsachen beziehen, z. B.:

S. 70,4 φλεγμασίης: dieses Wort bezieht sich nicht auf ein hypothetisches Übermaß an Schleim im Sinne eines Konstitutionsmerkmals, sondern auf eine genau lokalisierbare verstärkte Schleimabsonderung, die durch Ableitung des Schleims behandelt werden kann; vgl. den Kommentar zu S. 70,17.

S. 70,21 ἀκαθαρσίην: darunter ist keine vage Verunreinigung, sondern eine im Kopf lokalisierte Eiterbildung zu verstehen, die durch Druck auf das Gehirn Schmerzen verursacht und deren konkretes Produkt, der Eiter, durch die Ohren ausbrechen muß.

S. 74,10f. οὖρα αἱματώδεα; [πλευρῖτις] αἱματώδης (S. 86,27); [πλευρῖτις] χολώδης (S. 86,25): diese Adjektive drücken konkrete Charakteristika der von ihnen bestimmten Substantive aus: „blutiger Harn“, „Rippenfellentzündung, die durch blutigen Auswurf charakterisiert ist,“ und „Rippenfellentzündung, die durch eitrigen Auswurf charakterisiert ist“.

S. 82,4 μετοπώρου: der Ausdruck „im Herbst“ ist rein zeitlich, ohne irgendeine Beziehung auf klimatische oder geographische Verhältnisse, gebraucht.

S. 94,10 τὸ ὑγρὸν: dieses Wort bezieht sich nicht auf eine hypothetische Feuchtigkeit als Merkmal bestimmter Konstitutionstypen, sondern auf eine konkrete, in den Lungen befindliche Flüssigkeit.

Nur in zwei Kapiteln der Schrift werden theoretische Aussagen, die in den Rahmen der Qualitäten- und Viersäftelehre gehören, vorgeführt, vgl. den Kommentar zu S. 80,29; 82,5 und 90,15.

Es erhebt sich die Frage, wie dieser allgemeine Verzicht auf Theoretisierung zu erklären ist. Entweder stammt die Schrift aus einer Zeit, in der der Abstrahierungsprozeß noch nicht so weit fortgeschritten war, daß die Qualitäten und Säfte als reine Abstrakta aufgefaßt werden konnten, oder der Verfasser hat bewußt auf solche Theorien verzichtet. Die zweite Erklärung erscheint mir viel einleuchtender als die erste, und zwar aus zwei Gründen. Erstens: wenn Morb. III tatsächlich aus einer so frühen Zeit stammte, müßte die Schrift diesen Ursprung durch andere Kriterien wie z. B. altertümlichen Stil bestätigen, was jedoch nicht der Fall ist. Zweitens: solch ein bewußter Verzicht auf Theoretisierung paßt gut zu dem von uns oben festgestellten Ziel des Verfassers, ein praktisches Handbuch zu schreiben. Es ist auch möglich, daß eine ablehnende Haltung des Verfassers gegenüber Theorien zu dieser Form des Werkes beigetragen hat; vgl. Hipp., VM 1–3: CMG I 1, S. 36,2–38,26.

Die empirische Einstellung des Autors und der daraus resultierende Verzicht auf ein spekulatives Theoretisieren kommt auch in Einzelheiten seiner Krankheitslehre zum Ausdruck. Bei der Klassifizierung der Krankheiten geht die moderne Medizin, soweit möglich, von den Ursachen aus, z. B.: Tuberkulose ist die Krankheit, welche sämtliche durch den Bazillus Mycobacterium tuberculosis verursachte Leiden umfaßt. Soweit die Ursachen nicht bekannt sind, werden die Krankheiten auf Grund ihrer äußeren Erscheinung benannt, z. B. Krebs oder Lupus erythematodes. Weil der Verfasser von Morb. III wegen des Fehlens exakter naturwissenschaftlicher Kenntnisse in der Antike die eigentliche Ursache keiner einzigen der von ihm beschriebenen Krankheiten ermitteln konnte, klassifizierte er sie auf Grund ihrer Symptome. Bemerkenswert an seiner Methode ist jedoch, daß sie nur auf empirischen Beobachtungen basiert, nicht auf einer unbewiesenen und möglicherweise irreführenden Theorie.

Durch Anwendung dieses auf objektiven Kriterien beruhenden Verfahrens hat er eine brauchbare Klassifikation geschaffen; vgl. den Kommentar zu S. 70,4. 22; 72,10. 21. 29; 74,28; 76,11. 20. 30; 78,21; 80,3. 15. 29; 82,22 und 86,22.

Im allgemeinen sind seine Krankheitsbilder etwas weiter gefaßt als die entsprechenden modernen. Lungenentzündung (S. 82,22) z. B. schließt in Morb. III mehrere Krankheiten, u. a. auch Lungentuberkulose, mit ein. Unter Brennfieber (S. 74,5) sind vermutlich mindestens zwei Krankheiten zu subsumieren, nämlich Malaria und Typhus; und akute Gelbsucht wird nicht nach ihren verschiedenen Arten differenziert (S. 78,21). Im Fall von Tetanus (S. 80,3) hat der Verfasser dagegen eine einzige Erkrankung in zwei verschiedene Krankheiten aufgeteilt, allerdings nicht, ohne auf ihre große Ähnlichkeit hinzuweisen; vgl. S. 80,15.

In seinem „Argument" zu den Epidemienbüchern I und III diskutiert Littré die Frage der Identifizierung der in diesen beiden Schriften im Rahmen der Krankengeschichten beschriebenen Krankheiten (II, S. 538ff.). Nach einer gründlichen Untersuchung der Möglichkeiten kommt er zu dem Ergebnis, daß auf diese Krankheiten eine Diagnose von tropischer Malaria sehr gut zutreffen würde (S. 566f.). Es ist zu bemerken, daß das Ergebnis seiner Untersuchung, das ich für richtig halte, im wesentlichen auf statistischen Methoden basiert (vgl. z. B. S. 547 und 560) und daher, obwohl es im allgemeinen gilt, nicht mit Sicherheit auf jeden einzelnen Fall bezogen werden kann; d. h., man kann mit den von Littré angewandten Methoden zwar feststellen, daß die Mehrheit der Kranken an dieser bestimmten Krankheit gelitten hat, diese allgemeine Beurteilung jedoch nicht mit Sicherheit auf einzelne Fälle anwenden, indem man behauptet, daß x, y oder z an dieser Krankheit litten.

Zunächst versucht Littré, die Begriffe πυρετοὶ ξυνεχέες, ἡμιτριταῖος, καῦσος, φρενῖτις und λήθαργος zu bestimmen (S. 568ff.). S. 569f. behandelt er den Terminus καῦσος: durch die Identifizierung eines Patienten, von dem Epid. I 14 = 8 (I, S. 191,19–24 Kw. = II, S. 642,4–10 Li.) erwähnt wird, daß er an καῦσος leidet, mit einem Fall in den Krankengeschichten der Schrift (Epid. I α': S. 202,12–203,10 Kw. = S. 682,5–684,9 Li.) zeigt er, daß die Bezeichnung καῦσος für Malaria verwendet wird.

Sein Beweis für Phrenitis ist meiner Meinung nach weniger überzeugend: „Le quatrième malade de la 2e série du 3e livre est désigné par Hippocrate, comme ayant été affecté d'une phrénitis. Or, les histoires particulières des Épidémies sont des histoires de fièvres rémittentes et continues des pays chauds. Donc la phrénitis est une variété de ces fièvres. Galien confirme lui-même cette communauté entre le causus et la phrénitis, en disant dans son Commentaire: 'La pléthore bilieuse, se portant sur le foie et l'estomac, engendra les causus; se portant sur la tête, engendra les phrénitis.'" (S. 571)

Gegen seine Argumentation wäre folgendes zu sagen. Erstens: Littrés Annahme, daß alle in Epid. I und III beschriebenen Krankheiten Malaria seien, ist weder von ihm bewiesen, noch trifft sie zu; vgl. z. B. Epid. I ϑ' (I, S. 210,7–14 Kw. = II, S. 704,7–14 Li.); in diesem Fall handelt es sich bestimmt nicht um Malaria. Zweitens: bei dem von Littré als Beweis zitierten Fall fehlen alle vier Hauptsymptome: Wechselfieber, Kälte in den Extremitäten, Schmerz im Hypochondrium und Splenomegalie. Drittens: die Heranziehung eines Galenzitats, das einen beträchtlichen Unterschied zu dem theoretischen Hintergrund der Epidemienbücher aufweist, als Bestätigung seines Arguments scheint mir methodisch fraglich zu sein. Meiner Meinung nach gelingt es Littré nicht, zu beweisen, daß Phrenitis mit Malaria gleichzusetzen ist.

Für Lethargie ist sein Beweis noch schwächer. Aus dem CH zitiert er nur eine Stelle, nämlich Acut. 5 = 2 (I, S. 111,5 Kw. = II, S. 232,7 Li.), wo λήθαργοι als varia lectio[1] in einer Liste von akuten Krankheiten zusammen mit Phrenitis und Brennfieber vorkommt. Sonst stützen sich seine Argumente auf Beispiele aus der späteren medizinischen Literatur (Caelius Aurelianus und Galen), die aber, wie schon gesagt, für das CH nicht unbedingt maßgebend sein müssen.

Zusammenfassend läßt sich sagen: Littrés Behauptung, daß viele der in Epid. I und III erwähnten Patienten an Malaria litten, besteht zu Recht. Wenn er dagegen behauptet, daß die Termini καῦσος, φρενῖτις und λήθαργος hier nur für die verschiedenen Arten von Malaria angewendet werden (S. 571ff.), so scheint dies nicht dem wirklichen Sachverhalt zu entsprechen.

Was diese drei Krankheiten in Morb. III betrifft, so ergibt sich folgendes Bild:

καυσώδης (S. 74,5–21): Diese Krankheitsschilderung enthält keines der vier Hauptsymptome der Malaria. Die Diagnose dieser Fieberart, die nach Littré ohne jeden Zweifel mit Malariafieber gleichgesetzt werden kann, erscheint demnach keineswegs sicher; vgl. den Kommentar zu S. 74,5 und 74,10f.

φρενῖτις (S. 76,20–29): Hier wird nur eines der von Littré genannten Hauptsymptome erwähnt, nämlich Schmerz in der Zwerchfellgegend. Auf Grund der Beschreibung insgesamt halte ich eine Diagnose der Krankheit als Malaria für sehr unwahrscheinlich; vgl. den Kommentar zu S. 76,20.

λήθαργος (S. 72,29–74,4): Auch hier wird keines der Hauptsymptome erwähnt; die Diagnose der Krankheit als perniziöser Malaria ist zwar möglich, jedoch nicht sicher.

Die Situation im Hinblick auf diese drei Krankheiten, die Littré mit Sicherheit für Malaria hält, erweist sich demnach als komplizierter. Was die anderen in Morb. III beschriebenen Krankheiten betrifft, so ist die Möglichkeit noch geringer, daß es sich dabei um Malaria handelt oder daß die Beschreibungen Einzelheiten enthalten, die für Malaria typisch sind. An keiner einzigen Stelle werden Kälte in den Extremitäten, Wechselfieber oder Splenomegalie erwähnt.

Daraus ist zu schließen, daß Malaria in Morb. III eine ziemlich untergeordnete Rolle spielt. Daß die Krankheit auch in unserer Schrift in irgendeiner Form ihren Niederschlag gefunden hat, ist sehr wahrscheinlich; für die These dagegen, daß „The greatest plague of the Greek and of the ancient world generally was malaria, ..."[2], gibt es in Morb. III keine Stütze.

[1] Vgl. Jones, Hippocrates, II, S. 66 Anm. 1: „After φρενῖτιν M has καὶ λήθαργοι. The case and number seem to indicate a marginal note, ...".

[2] Jones, Hippocrates, I, S. lvii.

c) Die Beziehungen zwischen Morb. III und anderen Schriften des Corpus Hippocraticum

Morb. III hat inhaltliche Beziehungen zu zwei verschiedenen Gruppen von hippokratischen Schriften, einerseits zu Schriften, die ebenfalls jeweils eine Sammlung von allgemeinen Krankheitsbeschreibungen darstellen, andererseits zu Schriften, die grundsätzlich als Exzerpierwerke zu betrachten sind.

Zu der ersten Gruppe gehören die Schriften Morb. II, Int., Aff. und Morb. I[1], in denen zum Teil dieselben Krankheiten beschrieben werden wie in Morb. III, und zwar gelegentlich mit auffallenden inhaltlichen Ähnlichkeiten; z. B.

Morb. III 3 (S. 72,10–14) ~ Morb. II 8 (VII, S. 16,5–8 Li.) ~ Morb. II 25 (VII, S. 38,19–40,1 Li.)

Morb. III 7 (S. 74,22–31) ~ Morb. II 58 (VII, S. 90,10–23 Li.) ~ Int. 7 (VII, S. 182,22–186,2 Li.)

Morb. III 11 (S. 78,21–28) ~ Int. 35 (VII, S. 252,17–254,2 Li.)

Trotz dieser Ähnlichkeiten, die mehrmals selbst die Anwendung gleicher Termini einschließen, besteht jedoch, wie eine sorgfältige Überprüfung des Textes ergibt, keine Parallelität im Wortlaut, die über das hinausgeht, was bei mehreren ungefähr zeitgenössischen Darstellungen desselben Krankheitsbildes, die aus demselben ärztlichen Milieu stammen, durch Zufall zu erklären wäre, d. h. keine Evidenz, die auf eine gemeinsame schriftliche Quelle hindeutet.[2]

Ferner hat Morb. III deutliche strukturelle Unterschiede, welche diese Schrift von den anderen Krankheitsbüchern abhebt:

Erstens: in Morb. III wird jeweils nur eine einzige Krankheit beschrieben, in anderen Schriften dagegen oft mehrere; vgl. Morb. II 26–28; 33–36; 38f.; 44–46; 73f. (VII, S. 40,9–46,15; 50,4–52,21; 54,1–56,2; 62,1–64,22; 110,14–112,26 Li.) und Int. 10–12; 14–17; 27–29; 30–34; 35–38; 39–43; 47–50; 52–54 (VII, S. 188,26–198,24; 202,1–210,6; 236,8–244,5; 244,6–252,16; 252,17–260,21; 260,22–274,18; 280,18–292,15; 298,11–302,5 Li.).

Zweitens: im Hauptteil von Morb. III stehen nur Krankheitsbeschreibungen, keine Exkurse oder allgemein medizinische Aussagen, während solche in anderen Schriften häufig vorkommen; vgl. Morb. I 1–10; 16; 22–25 (S. 2,3–26,15; 42,8–44,3; 62,14–76,1 Wittern = VI, S. 140,2–158,12; 168,23–170,8; 182,22–192,10 Li.) und Aff. 1; 3; 8; 13;

[1] Die vier hippokratischen Bücher „Über die Krankheiten" stellen nicht vier Teile eines einzigen Werkes dar, sondern vier unabhängige Werke, die zufällig alle denselben Titel, Περὶ νούσων, tragen. Zu den Beziehungen von Morb. I zu anderen Schriften des CH vgl. Wittern, S. XCIIff.

[2] Die Annahme solch einer gemeinsamen literarischen Quelle für die hippokratischen Krankheitsbücher hat als einer der Hauptpfeiler der Theorie gedient, daß es eine besondere knidische Lehre und Schulrichtung gegeben habe; vgl. Jouanna, S. 16–24 und 361–435; Grensemann, Knid., S. 53–72 und 145–162; dagegen Smith und Kollesch.

17; 33; 37; 39–61 (VI, S. 208,2–22; 210,17–22; 216,4f.; 220,15–22; 224,23–226,4; 244,10–19; 246,16–25; 248,16–270,21 Li.).

Drittens: in Morb. III fehlt den Krankheitsbeschreibungen fast jede Theorie, während diejenigen der anderen Schriften oft wesentlich mehr Theorie enthalten; vgl. Morb. I 11; 13; 15; 20–22; 26f.; 29f. (S. 26,16–28,5; 28,19–30,18; 36,4–42,7; 52,7–70,3; 76,2–80,18; 84,6–88,13 Wittern=VI, S. 158,13–20; 160,9–25; 164,13–168,22; 176,7–188,6; 192,11–196,8; 198,6–200,23 Li.); Aff. 2; 4; 10–12; 15f.; 18–20; 22f.; 25; 29–32 (VI, S. 210,1–16; 210,23–212,24; 216,21–220,14; 222,19–224,22; 226,5–230,22; 232,14–236,2; 236,12–25; 240,15–244,9 Li.); Morb. II 1–8; 10f.; 48 (VII, S. 8,2–16,22; 18,3–18; 72,6–74,21 Li.) und Int. 3; 5f.; 10; 12f.; 16; 18; 22–24; 26f.; 29; 33; 40f.; 47f.; 50 (VII, S. 174,19–178,2; 178,21–182,21; 188,26–192,7; 192,19–200,23; 204,17–206,9; 210,7–214,4; 220,19–230,2; 232,8–240,7; 242,23–244,5; 250,15–252,5; 264,5–270,6; 280,18–288,12; 292,1–15 Li.).

Viertens: in Morb. III hat jedes Kapitel genau dieselbe Grundform (Name; Symptome, Verlauf, Prognose; Behandlung), während die Krankheitsbeschreibungen der anderen Schriften in der Form stärker variieren; vgl. z. B. Morb. I 12f.; 17 (S. 28,6–30,18; 44,4–18 Wittern=VI, S. 158,21–160,25; 170,9–21 Li.); Aff. 4; 7; 18 (VI, S. 210,23–212,24; 214,11–216,3; 226,5–228,5 Li.); Morb. II 1; 6; 13 (VII, S. 8,2–16; 14,8–22; 22,18–24,19 Li.) und Int. 3; 14 (VII, S. 174,19–178,2; 202,1–23 Li.).

Zu den Werken, in die mit Sicherheit oder großer Wahrscheinlichkeit Exzerpte aus Morb. III aufgenommen worden sind, zählen Dieb. iudicat.[1] und Coac.:

Coac. 373 (V, S. 662,18–21 Li.) ~ Morb. III 16,8 (S. 88,25–27)
Coac. 374 (S. 662,21–664,2 Li.) ~ Morb. III 16,7 (S. 88,21–24)
Coac. 375 (S. 664,3f. Li.) ~ Morb. III 16,3 (S. 88,1)
Coac. 379 (S. 664,10–12 Li.) ~ Morb. III 16,10 (S. 90,4–6)
Coac. 381 (S. 664,16–666,2 Li.) ~ Morb. III 16,4 (S. 88,4f.)

Im Hinblick auf die Datierung von Morb. III ist folgendes zu berücksichtigen: Die Schrift hebt sich weder durch ihren Stil noch durch allgemeine medizinische Vorstellungen von der Mehrzahl der hippokratischen Schriften ab. Einerseits bietet sie keine Theorie oder Kenntnis, die auf eine spätere Herkunft hindeuten könnte, andererseits weist sie aber auch keine stilistischen Merkmale auf (z. B. Epanalepse[2]), welche zur frühen Prosa gehören. Ich halte es daher für das wahrscheinlichste, daß die Schrift in den Jahrzehnten um 400 abgefaßt wurde.

Die vorliegende Ausgabe ist aus meiner Dissertation hervorgegangen, die im Sommersemester 1973 der Philosophischen Fakultät der Christian-Albrechts-Universität zu Kiel vorgelegen hat. Für mannigfache Anregung

[1] Vgl. oben Testimonien, S. 45f.
[2] Vgl. Wittern, S. CI, und die von ihr zitierte Literatur.

und Hilfe danke ich besonders Prof. Dr. Dr. h. c. H. Diller†, Frau B. Gundert, Frau Dr. sc. J. Kollesch, Prof. Dr. F. Kudlien, Dr. D. Nickel und Frau Dr. R. Wittern. Die Arbeit an der Dissertation und ihrer erweiterten Fassung ist von dem Deutschen Akademischen Austauschdienst, dem Canada Council of the Arts und dem Jason A. Hannah Institute freundlicherweise unterstützt worden.

Mein besonderer Dank gilt dem Zentralinstitut für Alte Geschichte und Archäologie an der Akademie der Wissenschaften der DDR dafür, daß es die Publikation der Ausgabe im Corpus Medicorum Graecorum ermöglicht hat.

London, Canada, Mai 1976 Paul Potter

ΙΠΠΟΚΡΑΤΟΥΣ

ΠΕΡΙ ΝΟΥΣΩΝ Γ

HIPPOKRATES

ÜBER DIE KRANKHEITEN III

CONSPECTVS SIGLORVM

Θ	= Vindobonensis Medicus Graecus 4; s. X/XI
M	= Marcianus Venetus Graecus 269; s. X/XI

Raro citantur:

H	= Parisinus Graecus 2142; s. XIII
I	= Parisinus Graecus 2140; s. XIV
recc.	= codices recentiores
codd.	= codices vel omnes vel plurimi
m. p.	= manus posterior

Ald.	= Aldina (1526)
Frob.	= Frobeniana (1538)
Foes.	= A. Foesius (1595)
Chart.	= R. Charterius (1639)
Lind.	= I. A. Vander Linden (1665)
Ma.	= S. Mack (1749)
Li.	= E. Littré (1851)
Erm.	= F. Ermerins (1862)

ΠΕΡΙ ΝΟΥΣΩΝ Γ

VII 118 Li. 1. Περὶ μέν νυν πυρετῶν ἁπάντων εἴρηταί μοι· ἀμφὶ δὲ τῶν λοιπῶν ἐρέω ἤδη.

2 Ἐπὴν ὁ ἐγκέφαλος οἰδήσῃ ὑπὸ φλεγμασίης, ὀδύνη ἴσχει πᾶσαν τὴν κεφαλήν, μάλιστα δ' ὅπῃ ἵσταται ἡ φλεγμασίη· ἵσταται δ' εἰς τοὺς κροτάφους. τὰ δ' οὔατα ἠχῆς πλέα γίνεται, καὶ ἀμβλὺ ἀκούει, καὶ αἱ φλέβες τέτανται καὶ σφύζουσι, πυρετός τε καὶ ῥῖγος ἐνίοτε ἐπιλαμβάνει, ἥ τ' ὀδύνη ἐκλείπει οὐδέποτε, ἀλλὰ ποτὲ μὲν ἀνίησι, ποτὲ δὲ πιέζει μᾶλλον· βοᾷ τε καὶ ἀναΐσσει ὑπὸ τῆς ὀδύνης, καὶ ὅταν ἀναστῇ, αὖτις σπεύδει ἐς τὴν κλίνην πεσεῖν καὶ ῥιπτάζει ἑωυτόν. οὗτός ἐστι μὲν θανατώδης, ὁπόσων δ' ἡμερέων ἀποθανεῖται, οὐκ ἔχει κρίσιν· ἄλλοι γὰρ ἄλλως ἀπόλλυνται· ὡς μέντοι ἐπὶ τὸ πολὺ ἐν τῇσιν ἑπτὰ ἡμέρῃσι τελευτῶσιν· εἴκοσι δὲ καὶ μίαν διαφυγόντες ὑγιέες γίνονται.

3 Χρὴ δ' ἐπὴν περιωδυνέῃ ψύχειν τὴν κεφαλὴν — μάλιστα μὲν ξυρήσαντα — ἢ ἐς κύστιν ἢ ἐς ἔντερα ἐγχέαντα τῶν ψυκτικῶν, οἷον χυλὸν στρύχνου καὶ γῆν κεραμίτιδα, τὸ μὲν προστιθέναι, τὸ δ' ἀφαιρέειν πρὶν χλιαρὸν εἶναι· καὶ τοῦ αἵματος ἀφαιρέειν καὶ τὴν κεφαλὴν καθαίρειν σελίνου χυλοῖσι μιγνύντα εὐώδεα. ἀοινεῖν δὲ τὸ πάμπαν· ῥυφεῖν δὲ πτισάνης χυλὸν ψυχρόν, καὶ τὴν κάτω κοιλίην λύειν.

2. Ὅταν δὲ περιωδυνέῃ ἡ κεφαλὴ ὑπὸ πληρώσιος τοῦ ἐγκεφάλου, ἀκαθαρσίην σημαίνει· καὶ τὴν κεφαλὴν ὅλην περιωδυνίαι ἴσχουσι, καὶ 120 παραφρονέει καὶ ἀποθνήσκει | ἑβδομαῖος, καὶ οὐκ ἂν ἐκφύγοι, εἰ μὴ ῥαγείη τὸ πύον κατὰ τὰ οὔατα· οὕτω δὲ ἡ ὀδύνη παύεται, καὶ ἔμφρων γίνεται· ῥεῖ δὲ πολλὸν καὶ ἄνοσμον.

2 Τοῦτον μάλιστα μὲν μὴ θεραπεύειν, πρὶν ἂν ἐρρωγὸς εἰδῇς τὸ πύον. ἢν δὲ βούλῃ καθῆραι τὴν ἄνω καὶ τὴν κάτω κοιλίην, λῦσον χωρὶς ἑκατέρην. ἔπειτα πυριᾶν τὴν κεφαλὴν ὡς μάλιστα ὅλην τε καὶ διὰ τῶν ὤτων καὶ διὰ τῶν ῥινῶν. ῥυφεῖν δὲ πτισάνης χυλὸν καὶ ἀοινεῖν τὸ πάμπαν. ἐπὴν δὲ ῥαγῇ

9 ἀναΐσσει] *cf.* Erotian. A 128: p. 26,4 Nachm.

1 *ante* ΠΕΡΙ *add.* ΙΖ M Γ] Β Θ: *corr.* Θ$^{\text{m.p.}}$ 2 νυν] οὖν M$^{\text{m.p.}}$ μοι εἴρηται MH 4 ἅπασαν M 5 ἵσταται^{I}] σταίηι M ἐν τῶι κροτάφωι M 6 δ'] τε M αἱ *om.* M 8 μᾶλλον πιέζει MI *ante* βοᾷ *add.* καὶ M 10 καταπεσεῖν M ὁκόσον M 12 καὶ *om.* Θ 14 ξύραντα M 15 ἢ ἐς κύστιν ἢ *om.* Θ *post* ψυκτικῶν *add.* τι M στρυχνοῦτο Θ 16sq. πρὶν – ἀφαιρέειν *om.* M, *restit. in mg.* M$^{\text{m.p.}}$ καὶ – ἀφαιρέειν *om.* Θ 18 ψυχρόν *om.* M 21 *post* ἴσχουσι *add.* καὶ παρακοπαὶ Θ 22 ῥαγεῖ Θ 23 πύον] ὑγρὸν ἑβδομαίωι M δὲ] τε M 25 τούτου M *post* θεραπεύειν *add.* τὰ οὔατα M ἴδηις M 26 λῦσον *om.* Θ ἑκατέρη Θ

ÜBER DIE KRANKHEITEN III

1. Es ist nun von mir über alle Fieber gesprochen worden; die übrigen (Krankheiten) aber werde ich jetzt besprechen.

Wenn das Gehirn infolge einer Schleimansammlung anschwillt, so 2
befällt den ganzen Kopf Schmerz, besonders an der Stelle, wo die Schleimansammlung auftritt; sie tritt aber in den Schläfen auf. Die Ohren sausen, (der Kranke) hört schwer, die Adern sind gespannt und pulsieren; zuweilen befallen (den Betreffenden) Fieber und Schüttelfrost; der Schmerz setzt niemals aus, wohl aber läßt er manchmal nach, manchmal dagegen drückt er mehr; (der Patient) schreit und springt auf vor Schmerz, und jedesmal, wenn er aufgestanden ist, fällt er sofort wieder auf sein Bett zurück und wirft sich hin und her. Bei einem solchen ist der Tod zu erwarten, binnen wieviel Tagen er aber sterben wird, läßt sich nicht entscheiden; denn die einen sterben in dieser, die anderen in jener Frist; in der Regel sterben sie jedoch innerhalb von sieben Tagen; sind sie aber dem einundzwanzigsten Tag entgangen, so genesen sie.

Man muß, wenn (der Patient) heftige Schmerzen hat, ihm den Kopf 3
kühlen – am besten, nachdem man ihn geschoren hat –, indem man in eine Blase oder in Därme ein kühlendes Mittel schüttet, z. B. Saft vom Nachtschatten und Töpfererde, und dies muß man bald auflegen, bald wieder fortnehmen, bevor es warm wird. Man muß (ihn) zur Ader lassen und den Kopf mit Selleriesaft reinigen, dem man wohlriechende (Bestandteile) beimischt. (Der Patient) hat sich völlig des Weines zu enthalten; er muß kalten Gerstensaft trinken, und man soll abführen.

2. Wenn der Kopf infolge einer Anfüllung des Gehirns heftig schmerzt, so zeigt das eine Verunreinigung an; den ganzen Kopf befallen heftige Schmerzen, (der Patient) verfällt in geistige Verwirrung und stirbt am siebenten Tag; und er wird wohl nicht davonkommen, wenn nicht der Eiter nach den Ohren hin durchbricht; auf diese Weise hört der Schmerz auf, und (der Patient) kommt wieder zur Besinnung; es fließt aber eine Menge geruchloser Flüssigkeit ab.

Vor allem soll man den Kranken nicht behandeln, bevor man weiß, 2
daß der Eiter durchgebrochen ist. Wenn man aber Magen und Darm reinigen will, so führe man aus jedem gesondert ab. Hierauf behandele man den Kopf möglichst vollständig mit Wasserdampf, und zwar sowohl durch die Ohren als auch durch die Nasenlöcher. (Der Patient) trinke Gerstensaft und enthalte sich völlig des Weines. Sobald aber der Eiter

τὸ πύον, ἐπίσχειν, ἔστ' ἂν ἡ πολλὴ τῆς ῥύσιος παύσηται. ἔπειτα κλύζειν τὰ ὦτα οἴνῳ γλυκεῖ ἢ γάλακτι γυναικείῳ ἢ ἐλαίῳ παλαιῷ, χλιαροῖσι δὲ κλύζειν· καὶ πυριᾶν θαμινὰ τὴν κεφαλὴν μαλθακῇσι πυρίῃσι καὶ εὐόδμοισιν, ἵνα θᾶσσον καθαίρηται ὁ ἐγκέφαλος. οὗτος τὰ μὲν πρῶτα οὐδὲν ἀκούει· προϊόντος δὲ τοῦ χρόνου ἥ τε ῥύσις ἥσσων ἐστί, καὶ ἡ ἀκοὴ ἅμα τῇ ῥύσει παντελῶς παυομένη παραγίνεται· ὁμοιοῦταί τε μάλιστα ἑωυτῷ. φυλάσσεσθαι δὲ χρὴ ἡλίους, ἀνέμους, πῦρ, καπνόν, δριμέων ὀδμὰς καὶ αὐτά· καὶ ἡσυχάζειν διαίτῃ μαλθακῇ χρώμενον· ⟨καὶ⟩ ὑπὸ κενεαγγειῶν ἡ κοιλίη εὔλυτος ἔστω ἡ κάτω.

3. Οἱ δὲ βλητοὶ λεγόμενοι· ὅταν ὁ ἐγκέφαλος πλησθῇ πολλῆς ἀκαθαρσίης, ὀδύνην παρέχει τῷ πρόσθεν τῆς κεφαλῆς, καὶ ἀναβλέπειν οὐ δύνανται, οἱ μὲν ἀμφοτέροις τοῖς ὀφθαλμοῖς, οἱ δὲ θατέρῳ· καὶ κῶμά μιν ἔχει, καὶ ἄφρονές εἰσι, καὶ οἱ κρόταφοι πηδῶσι, καὶ πυρετὸς λεπτὸς ἔχει καὶ τοῦ σώματος ἀκρασίη. οὗτος ἀποθνήσκει τριταῖος ἢ πεμπταῖος· ἐς δὲ τὰς ἑπτὰ οὐκ ἀφικνεῖται· ἢν δ' ἄρα ἀφίκηται, ἐξάντης γίνεται.

122 2 Τοῦτον ἢν βούλῃ θεραπεύειν, | πυριᾶν τὴν κεφαλὴν καὶ ταμὼν ἀνάπνευσιν ποιέειν· ἢν δ' ἡ ὀδύνη ἐστηριγμένη ᾖ, καὶ πταρμοὺς ἐμποιέειν, καὶ τὴν κεφαλὴν καθαίρειν κούφοισι καὶ εὐώδεσι, καὶ τὴν κάτω κοιλίην καθαίρειν. ἀοινεῖν δὲ τὸ πάμπαν, πτισάνης δὲ χυλῷ χρῆσθαι.

4. Ἢν δὲ σφακελίσῃ ὁ ἐγκέφαλος, ὀδύνη ἔχει τὴν κεφαλὴν καὶ διὰ τοῦ τραχήλου φοιτᾷ ἐς τὴν ῥάχιν· καὶ ἐπιλαμβάνει αὐτὸν ἀνηκουστίη, καὶ ψῦχος ἐπέρχεται ἐπὶ τὴν κεφαλήν, καὶ ἰδίει ὅλος, καὶ ἐξαίφνης ἄφωνος γίνεται, καὶ ἐκ τῶν ῥινῶν αἷμα ῥεῖ, καὶ πελιδνὸς γίνεται. τοῦτον ἢν μὲν ἡ νοῦσος χαλαρῶς λάβῃ, τοῦ αἵματος ἀπελθόντος, ῥαΐζει· ἢν δὲ σφόδρα ἀπειλημμένος ᾖ, ἀποθνήσκει τάχα.

2 Τούτῳ πταρμούς τε ἐμποιέειν διὰ τῶν εὐωδέων καὶ τὰς κοιλίας ἄμφω καθαίρειν ἑκατέρην ἐν μέρει· κούφας δὲ ὀδμὰς τῇσι ῥισὶν ἀείρειν, καὶ ῥύφημα λεπτὸν χλιαρόν· ἀοινεῖν δὲ τὸ πάμπαν.

5. Οἱ δὲ λήθαργοι· στάσις μὲν ἡ αὐτὴ τοῦ κακοῦ τῇ περιπλευμονίῃ, χαλεπωτέρη δὲ καὶ οὐ πάμπαν ἀπήλλακται ὑγρῆς περιπλευμονίης· βαρυτέρη δὲ ἡ νοῦσος πολλόν. πάσχει δὲ τάδε· βὴξ καὶ κῶμά μιν ἔχει, καὶ τὸ σίαλον

10–14] *cf.* Hipp. Morb. II 8: VII p. 16,5sqq. Li. 25: VII p. 38,19sqq. Li. 12 κῶμά] *cf.* Gal. Gloss. Hipp.: XIX p. 116,9sq. K. 15 ἐξάντης] *cf.* Gal. Gloss. Hipp.: XIX p. 98,7 K. 20–23] *cf.* Hipp. Morb. II 5: VII p. 12,16sqq. Li. 20: VII p. 34,9sqq. Li. 27 ἀείρειν] *cf.* Erotian. A 129: p. 26,5 Nachm. 31 κῶμά] *cf.* Gal. Gloss. Hipp.: XIX p. 116,9sq. K.

3 τὴν κεφαλὴν θαμινὰ M ἵνα] ὡς M 4 οὐδὲν ἀκούει] οὐκ ἐσακούει M 5 ἧσσον Θ 6 παυομένῃ *Erm.* 7 καὶ[II] *om.* Θ 8 δίαιτα Θ χρώμενος *codd. Ald.*: *corr. Frob.* καὶ *add.* I κενεαγγέων ΘM: *corr. Foes. n.* 5, *Li.*, *Erm.* εὔλυτος ἔστω ἡ κοιλίη M 10 *post* λεγόμενοι *add.* εἶναι M ·11 τὸ M *post* κεφαλῆς *add.* πρῶτον M 12 καὶ[I]] ἀλλὰ Θ 13 ἔκφρονές M *ante* πυρετὸς *add.* ὁ Θ 15 ἢν — γίνεται *om.* M, *restit. in mg.* M[m.p.] 17 ἡ *om.* M ἐστηριγμένη ᾖ *coni. Li.*: ἐστηρημένηι· ἢ Θ: ἑστήκηι M *post* ἐμποιέειν *add.* χρὴ M 19 χυλὸν M 21 αὐτὸν ἐπιλαμβάνει M 22 οἰδέει M 24 εἰλημμένος M 26 τοῦτο Θ τε *om.* Θ 27 ἑκατέρην ἐν μέρει] ἐν μέρει ἢ ἑκατέρην· καὶ τῶν εὐωδέων M *post* ὀδμὰς *add.* ἐχόντων M 28 *post* λεπτὸν *add.* τε καὶ M 29 λιθαργικοὶ Θ 30 χαλαρωτέρη Θ 30sq. βαρυτέρη — πολλόν] βραδυτέρη δὲ πολλὴ ἡ νοῦσος M 31 καὶ κῶμά μιν *om.* Θ

durchgebrochen ist, stelle man die Behandlung ein, bis der Fluß im wesentlichen beendet ist. Hierauf spüle man die Ohren mit Süßwein, Frauenmilch oder altem Olivenöl aus, und zwar spüle man mit warmen (Flüssigkeiten); ferner behandele man den Kopf häufig mit milden und wohlriechenden Dämpfen, damit das Gehirn schneller gereinigt wird. Ein solcher Patient hört zunächst nichts; im Laufe der Zeit aber wird der Fluß geringer, und das Gehör, welches während des Flusses vollständig versagt, stellt sich wieder ein; und (der Kranke) wird wieder ganz er selbst. Er muß sich aber in acht nehmen vor Sonnenschein, Winden, Feuer, Rauch, Gerüchen von scharfen Dingen und auch vor ihnen selbst; er verhalte sich ruhig und befolge eine milde Diät; auch soll durch Abführmittel der Unterleib entspannt sein.

3. Die sogenannten vom Schlag Getroffenen: Wenn das Gehirn mit vieler unreiner Substanz angefüllt ist, verursacht es im vorderen Teil des Kopfes Schmerzen, und (die Kranken) können nicht sehen, die einen auf beiden Augen, die anderen auf dem einen; Koma befällt sie, sie sind von Sinnen, es hämmert in den Schläfen, sie haben schwaches Fieber und verlieren die Herrschaft über ihren Körper. Ein solcher stirbt am dritten oder fünften Tag; den siebten aber erlebt er nicht; wenn er ihn aber doch erlebt, wird er gesund.

Wenn man diesen behandeln will, wende man eine Wasserdampf- 2
behandlung am Kopf an und verschaffe ihm durch Schneiden Luft; wenn sich der Schmerz aber festgesetzt hat, so muß man Niesen hervorrufen, den Kopf mit milden und wohlriechenden Mitteln reinigen und aus dem Unterleib abführen. (Der Patient) hat sich völlig des Weines zu enthalten, soll aber Gerstensaft zu sich nehmen.

4. Wenn das Gehirn von Nekrose befallen wird, so sucht den Kopf Schmerz heim, und dieser zieht sich durch den Nacken zur Wirbelsäule hin; der Patient verliert das Gehör, es überläuft ihn Kälte am Kopf, er schwitzt am ganzen Körper, verliert plötzlich die Sprache, aus der Nase läuft Blut, und er wird fahl. Bei einem solchen tritt, wenn ihn die Krankheit in geringem Grade befällt, nachdem das Blut abgegangen ist, eine Besserung ein; wenn er jedoch heftig davon ergriffen ist, stirbt er rasch.

Bei einem solchen verursache man mit Hilfe wohlriechender Mittel 2
Niesen und reinige Magen und Darm, einen nach dem anderen; man halte Riechmittel von leichtem Geruch an die Nase und gebe eine leichte, lauwarme Suppe; des Weines enthalte sich (der Patient) aber ganz.

5. Die Schlafsucht: Dieser Krankheitszustand ist derselbe wie bei der Lungenentzündung, er ist aber ernster und nicht völlig verschieden von dem der nassen Lungenentzündung; die Krankheit hat einen viel heftigeren Verlauf. (Der Patient) leidet an folgendem: Husten und Koma

ὑγρὸν καὶ πολὺ ἀνάγει, καὶ ἀδυνατέει σφόδρα, καὶ ὅταν μέλλῃ ἀποθανεῖσθαι, κάτω ὑποχωρέει ἐπὶ πολὺ καὶ ὑγρόν. τούτῳ ἐλπὶς μὲν πάνυ βραχέη περιγενέσθαι· ὅμως δὲ πτύειν τε ποιέειν ὡς πλεῖστον καὶ θερμαίνειν καὶ ἀοινεῖν· ἢν δὲ ἐκφύγῃ, ἔμπυος γίνεται.

6. Ἡ δὲ καυσώδης λεγομένη· δίψα τε ἔχει πολλή, καὶ ἡ γλῶσσα
124 πέφρικε· τὸ δὲ χρῶμα αὐτῆς τὸν μὲν πρῶτον χρόνον | οἷόν περ εἴωθε, ξηρὴ δὲ σφόδρα· προϊόντος δὲ τοῦ χρόνου σκληρύνεται καὶ τρηχύνεται καὶ παχύνεται· ἔπειτα μελαίνεται. ἢν μὲν οὖν ἐν ἀρχῇ ταῦτα πάθῃ, θάσσους αἱ κρίσιες γίνονται· ἢν δ' ὕστερον, χρονιώτεραι. τῆς δ' ἀφέσιος πάντα ταὐτὰ ἡ γλῶσσα σημαίνει ἅπερ ἐν τῇ περιπλευμονίῃ. καὶ τὰ οὖρα, χλωρὰ μὲν ἢ αἱματώδεα ἐόντα, ἐπίπονα· ξανθὰ δέ, ἀπονώτερα. καὶ τὸ πτύσμα ὑπὸ θερμασίης καὶ ξηρασίης συγκεκαυμένον παχύ ἐστι. πολλάκις δὲ καὶ ἐς τὴν περιπλευμονίην μεθίσταται· καὶ ἢν μεταστῇ, τάχα ἀποθνήσκει.

2 Τοῦτον ὧδε χρὴ θεραπεύειν· λούειν θερμῷ δὶς ἢ τρὶς ἡμέρης ἑκάστης πλὴν τῆς κεφαλῆς, καὶ ἐν τῇσι κρίσεσιν οὐ χρὴ λούειν· καὶ τὰς μὲν πρώτας τῶν ἡμερέων ὑποκαθαίρειν καὶ ὑδροποτέειν· καὶ γὰρ ἔμετον ἄγει τὸ ὕδωρ ὡς ἐπὶ τὸ πολύ· τὰς δ' ὑστέρας μετὰ τὴν κάθαρσιν ὑγραίνειν, καὶ ῥυφήμασι χρῆσθαι καὶ οἴνοισι γλυκέσιν. ἢν δὲ μὴ ἐξ ἀρχῆς παραλάβῃς, ἀλλ' ἤδη τῶν ἐν τῇ γλώσσῃ σημείων ἐόντων, ἐᾶν χρή, ἕως ἂν αἱ κρίσιες παρέλθωσι καὶ τὰ τῆς γλώσσης σημεῖα ἠπιώτερα γένηται, καὶ μήτε φάρμακον δῷς μήτε κλύσῃς ἐς κάθαρσιν, πρὶν αἱ κρίσιες παρέλθωσιν.

7. Ὅταν δ' ὁ πλεύμων πρησθῇ ὑπὸ φλεγμασίης καὶ οἰδήσῃ, βὴξ ἔχει ἰσχυρὴ καὶ σκληρὴ καὶ ὀρθοπνοίη· καὶ ἀναπνεῖ ἀθρόον, καὶ πυκνὸν ἀσθμαίνει, καὶ ἰδίει καὶ τοὺς μυκτῆρας ἀναπετάννυσιν ὡς ἵππος δραμών, καὶ τὴν γλῶσσαν θαμινὰ ἐκβάλλει· καὶ τὰ στήθεα αὐτῷ ἀείδειν δοκέει καὶ βάρος ἐνεῖναι, διὸ χωρέειν οὐ δύναται τὰ στήθεα, ἀλλὰ διαρρήγνυται καὶ ἀδυνα-
126 τέει. ἡ δ' ὀδύνη ὀξέη ἴσχει τὸν νῶτον καὶ τὰ στήθεα, | καὶ τὰς πλευρὰς ὡς βελόναι κεντέουσι, καὶ καίεται ταῦτα ὡς πρὸς πυρὶ καθιζόμενος· καὶ ἐρυθήματα ἐκφλύει ἐς τὸ στῆθος καὶ τὸν νῶτον ὡς φλογοειδέα. καὶ δηγμὸς ἰσχυρὸς ἐμπίπτει καὶ ἀπορίη, ὥστε οὔτε κατακεῖσθαι οὔθ' ἵστασθαι οὔτε καθίζεσθαι οἷός τ' ἐστίν, ἀλλ' ἀπορέει ἀλύων ῥιπτάζει τε ἑωυτόν, καὶ

5–13 μεθίσταται] *cf.* Hipp. Morb. II 63: VII p. 96,17sqq. Li. 5–9] *cf.* Hipp. Dieb. iudic. 7: IX p. 302,21sqq. Li. 7 σκληρύνεται] *cf.* Gal. Gloss. Hipp.: XIX p. 139,6 K. 22–31] *cf.* Hipp. Morb. II 58: VII p. 90,10sqq. Li. Int. 7: VII p. 184,2sqq. Li. 26–28] *cf.* Hipp. Int. 8: VII p. 186,3sqq. Li.

3 περιπένεσθαι Θ 6 οἷόν περ] ὅνπερ Θ 8 ἔπειτα μελαίνεται] καὶ ἐπιμελαίνεται M 8sq. αἱ κρίσιες] ἐκρίσιες Θ 9 πάντα ταὐτὰ *scripsi:* πάντα ταῦτα Θ: ταῦτα πάντα M: ταὐτὰ πάντα *Erm.* 10 χλωρὰ] χολώδεα M 11sq. ὑπὸ θερμασίης] ὑπερθερμασίης M 12 *ante* παχύ *add.* καὶ M 14 *ante* ἡμέρης *add.* τῆς M 16sq. ὍΤΙ ΤῸ ὝΔΩΡ ΧΡΗΣΙΜΟΝ ΤΩ͂ ἘΜΈΤΩ *in mg. add.* M 21 πρὶν] πλὴν M 22 πρισθῆι Θ: *corr. Jouanna, p. 376:* πλησθῆι M φλεγμασίης] θερμασίης M 23 ἰσχυρὴ καὶ σκληρὴ] ἰσχυρὴ Θ: σκληρὴ M: *suppl.* I ἀσθμαίνει] καὶ ἀσθμαίνει ἀθρόον Θ 24 δίει M ὥσπερ M δραμών] ἐκ δρόμου M 26 δύνασθαι Θ διαρρήσσεσθαι Θ: διαρήγνυται M: *corr. recc.* 27 δ'] τε M *ante* νῶτον *add.* τε M 28 ταῦτα] τὰ ὦτα Θ πῦρ καθήμενος M 29 νῶτον] ὦτον καὶ Θ φολιδοειδὲς Θ 30 κατακεῖσθαι – 31 καθίζεσθαι] ἑστάναι οὔτε καθῆσθαι οὔτε κατακεῖσθαι M οὔθ'] ουο Θ 31 ἀπορέει – τε] ὧδε ἀπορέων βληστρίζει M

suchen ihn heim, er befördert viel flüssigen Schleim nach oben, er ist völlig entkräftet, und wenn der Tod naht, gehen in großer Menge flüssige Darmentleerungen ab. Für einen solchen besteht nur eine ganz geringe Hoffnung zu überleben; trotzdem aber lasse man ihn möglichst viel ausspucken, wärme ihn und lasse ihn keinen Wein trinken; wenn (der Patient) überlebt, bekommt er ein Empyem.

6. Das sogenannte Brennfieber: (Der Kranke) hat heftigen Durst, und die Zunge zittert vor Frost; ihre Farbe ist während der ersten Zeit wie sonst auch, nur ist sie sehr trocken; im weiteren Verlauf der Zeit aber wird sie hart, rauh und dick; schließlich wird sie schwarz. Wenn (der Kranke) dies gleich zu Anfang erleidet, so tritt die Entscheidung schneller ein; wenn jedoch später, verzögert sie sich mehr. Was das Nachlassen (der Krankheit) anlangt, so liefert die Zunge in allem dieselben Anzeichen wie bei der Lungenentzündung. Wenn der Urin grünlich oder blutig ist, ist der Abgang schmerzhaft; ist er dagegen gelb, so sind die Schmerzen geringer. Der Auswurf, von der Hitze und Trockenheit verbrannt, ist dick. Oft schlägt (die Krankheit) aber auch in Lungenentzündung um; und wenn sie umgeschlagen ist, stirbt (der Patient) bald.

Einen solchen muß man auf folgende Art behandeln: Man bade ihn 2
täglich zwei- oder dreimal warm, vom Kopf abgesehen, während der Krisen aber darf man ihn nicht baden; man führe während der ersten Tage ab und lasse ihn Wasser trinken; denn das Wasser ruft in den meisten Fällen Erbrechen hervor; während der auf das Abführen folgenden Tage jedoch mache man (ihm den Leib) feucht und verwende Suppen und Süßweine. Wenn man aber (den Patienten) nicht von Anfang an in seine Behandlung genommen hat, sondern erst dann, nachdem bereits die Anzeichen an der Zunge hervorgetreten waren, so hat man ihn so lange in Ruhe zu lassen, bis die Krisen vorübergegangen und die Anzeichen an der Zunge geringer geworden sind, und man gebe ihm weder ein Abführmittel ein, noch führe man durch ein Klistier ab, bevor die Krisen vorübergegangen sind.

7. Wenn die Lunge von einer Schleimansammlung aufgetrieben ist und anschwillt, so befallen (den Patienten) ein heftiger, trockener Husten und Orthopnoe; er atmet rasch nacheinander, keucht heftig, schwitzt, bläht die Nasenlöcher auf wie ein rennendes Pferd und streckt häufig die Zunge hervor; er hat das Gefühl, als pfeife ihm die Brust und als laste ein Druck darauf, weswegen der Brustkorb sich nicht frei bewegen kann, sondern auseinandergerissen und kraftlos ist. Ein heftiger Schmerz befällt den Rücken und die Brust, und in der Seite spürt der Patient Stiche wie von Nadeln, und er fühlt an diesen Stellen ein Brennen, als wenn er nahe am Feuer säße; an der Brust und im Rücken treten Rötungen auf, welche feuerrot sind. Es stellen sich heftiges Beißen und Ratlosigkeit ein, so daß (der Patient) weder liegen noch stehen noch sitzen kann, sondern er ist außer sich vor Erregung, wirft sich hin und her

δοκέει ἤδη ἀποθανεῖσθαι. ἀποθνήσκει δὲ μάλιστα τεταρταῖος ἢ ἑβδομαῖος· ἢν δὲ ταύτας ἐκφύγῃ, οὐ μάλα ἀποθνήσκει.

2 Τοῦτον ἢν θεραπεύῃς, τὴν κάτω κοιλίην ὡς τάχιστα καθῆραι κλύσματι εὖ, καὶ ἀπὸ τῶν ἀγκώνων καὶ τῆς ῥινὸς καὶ τῆς γλώσσης καὶ πάντοθεν αἷμα ἀφιέναι· καὶ πώματα διδόναι ψυκτικὰ καὶ ῥυφήματα τὰ αὐτὰ δυνάμενα, καὶ τῶν οὐρητικῶν, μὴ θερμαινόντων δέ, πολλάκις διδόναι. καὶ πρὸς μὲν τὰς ὀδύνας αὐτάς, ὅταν καταιγίζωσι, χλιάσματα κοῦφα καὶ ὑγρὰ χρὴ προσφέροντα χλιαίνειν καὶ ὑγραίνειν τὸν τόπον, οὗ ἂν ᾖ ὀδύνη· πρὸς δὲ τὰ ἄλλα ψυκτήρια προσίσχειν, τὸ μὲν ἀφαιρέοντα, τὸ δὲ προστιθέντα. καὶ ἢν κατακαίηται, ψῦχος ποιέειν· ἀοινεῖν δὲ τὸ πάμπαν.

8. Ὅταν δ' ἀπὸ τῆς κεφαλῆς ἀρξαμένη ὀδύνη ὀξέη ἄφωνον ποιήσῃ παραχρῆμα – ἄλλως τε καὶ ἐκ μέθης –, οὗτος ἀποθνήσκει ἑβδομαῖος. ἧσσον δὲ τοῖσιν ἐκ τῆς μέθης θανάσιμα· ἢν γὰρ ῥήξωσι φωνὴν αὐθημερὸν ἢ τριταῖοι, ὑγιέες εἰσί· ποιέουσι δ' ἐκ τῆς μέθης ἔνιοι τοῦτο, οἱ δ' ἕτεροι ἀπόλλυνται.

2 Τούτοισι πταρμούς τε ἐμποιέειν ἰσχυροὺς καὶ ὑποκλύσαι, ὅ τι χολὴν
128 ἄξει σφόδρα· καὶ | ἢν ἐπαίσθηται, ὀπὸν θαψίης δοῦναι ἐν πολλῷ τῷ ὑγρῷ καὶ θερμῷ, ἵνα ὡς τάχιστα ἀπεμέσῃ· ἔπειτα ἀπισχναίνειν καὶ ἀοινεῖν ἑπτὰ ἡμέρας· ἀφαιρέειν δὲ καὶ ἀπὸ τῆς γλώσσης αἷμα, ἢν δύνῃ λαβεῖν φλέβα.

9. Φρενῖτις δὲ γίνεται καὶ ἐξ ἑτέρης νούσου· πάσχουσι δὲ τάδε· τὰς φρένας ἀλγέουσιν, ὥστε μὴ ἐᾶσαι ἂν ἅψασθαι, καὶ πῦρ ἔχει, καὶ ἔκφρονές εἰσι, καὶ ἀτενὲς βλέπουσι, καὶ τἄλλα παραπλήσια ποιέουσι τοῖσιν ἐν τῇσι περιπλευμονίῃσιν, ὅταν [οἱ ἐν τῇ περιπλευμονίῃ] ἔκφρονες ἔωσι.

2 Τοῦτον χλιαίνειν χλιάσμασιν ὑγροῖσι καὶ πώμασι πλὴν οἴνου· καὶ ἢν μὲν οἷός τε ᾖ, ἀποκαθαίρειν ἄνω, βηχί τε καὶ πτύσει ἀνάγειν χρὴ ὥσπερ ἐν τῇ περιπλευμονίῃ· εἰ δὲ μή, τὴν κάτω κοιλίην παρασκευάζειν ὅπως ὑποχωρέῃ· ὑγραίνειν δὲ πώματι· ἀγαθὸν γάρ. ἡ δὲ νοῦσος θανατώδης· ἀποθνήσκουσι δὲ τριταῖοι ἢ πεμπταῖοι ἢ ἑβδομαῖοι· ἢν δὲ ἠπίως ληφθῇ, κρίνει ὡς περιπλευμονίη.

10. Ὑπὸ δὲ τῆς κυνάγχης λεγομένης πνίγεταί τε ὤνθρωπος καὶ ἐν τῇ φάρυγγι ὡς μῆλον δοκέει ἐνέχεσθαι καὶ κατασπᾷ οὔτε τὸ σίαλον οὔτ'

7 καταιγίζωσι] *cf.* Erotian. K 57: p. 54,15sqq. Nachm. 11sq.] *cf.* Hipp. Morb. II 6: VII p. 14,8sqq. Li. 21: VII p. 36,1sq. Li.

2 διαφύγηι M 8 προσφέροντα] πρὸς ἴσχειν Θ χλιαίνειν – ὀδύνη *om.* Θ 9 προίσχειν M τὸ[I et II]] τὰ M ἢν] ὅκου ἂν M 11 *ante* ὀδύνη *add.* ἡ Θ ποιήσει Θ 12 ἀλλ' ὡς Θ 13 τοῖσιν] οἱ M θανάσιμοι M τριταῖοι] τῆι ὑστερε^{αι}ηι ἢ τῆι τρίτηι M 14 δ'[I]] δὲ οἱ M οἱ δ' ἕτεροι] οὐδέτεροι M 16 τι *om.* Θ 20 ΦΡΕΝΙ͂ΤΙΣ *in mg. add.* M Φρενῖτις – γίνεται] φρενίτιδες δὲ γίνονται M καὶ] μὲν Θ 21 ἔχει] ἥκει M 22 ἀτενέες M 23 οἱ – περιπλευμονίῃ *delevi, cf. infra comm.* ἔωσι] εἰσι M 25 ὥσπερ] οἷσιπερ Θ 26 ὑποχωρέει M 28sq. κρινεῖ ὥσπερ πλευμονίηι Θ 30 *ante* Ὑπὸ *add.* ΚΥΝΑ΄ΓΧΗ M λεγομένης] καλεομένης M τε ὤνθρωπος] ἄνθρωπος M 31 ὡς μῆλον] οἱ μᾶλλον M

und scheint bereits am Sterben zu sein. Er stirbt aber meistens am vierten oder am siebenten Tag; wenn er jedoch diesen Tagen entronnen ist, stirbt er nicht so leicht.

Wenn man einen solchen behandelt, muß man den Unterleib so 2
bald wie möglich mit Klistieren gut reinigen und ihn in der Armbeuge, an der Nase, an der Zunge und überall zur Ader lassen; man gebe ihm kühlende Getränke und Suppen, welche dasselbe bewirken, und verabreiche häufig harntreibende Mittel, nur nicht solche, welche erhitzen. Gegen die Schmerzen selbst, wenn sie dem Kranken arg zusetzen, muß man durch Auflegen von leichten und feuchten warmen Umschlägen die Stelle, an welcher der Schmerz auftritt, erwärmen und befeuchten; an den übrigen Körperteilen dagegen lege man kühlende Mittel auf, welche man bald fortnimmt, bald wieder auflegt. Und wenn es (den Patienten) brennt, kühle man ihn; er enthalte sich aber völlig des Weingenusses.

8. Wenn ein vom Kopf ausgehender heftiger Schmerz (den Patienten) sogleich die Sprache verlieren läßt – sowohl aus anderen Gründen als auch infolge von Trunkenheit –, so stirbt der Betreffende am siebenten Tag. Für diejenigen allerdings, die infolge von Trunkenheit davon befallen sind, besteht geringere Todesgefahr; wenn sie nämlich am gleichen oder am dritten Tag wieder über die Sprache verfügen, so sind sie gesund; einigen geht es so nach Trunkenheit, die übrigen dagegen gehen zugrunde.

Bei diesen muß man heftiges Niesen hervorrufen und ihnen starke, 2
die Galle abführende Klistiere geben; wenn (der Patient) wieder zu Sinnen kommt, gebe man ihm Thapsiasaft in reichlicher warmer Flüssigkeit, damit er möglichst schnell erbrechen kann; hierauf lasse man ihn abmagern und verbiete ihm während sieben Tagen den Weingenuß; man lasse ihm Blut aus der Zunge ab, wenn man die Ader fassen kann.

9. Die Phrenitis kann auch aus einer anderen Krankheit hervorgehen; (die Betroffenen) leiden an folgendem: die Zwerchfellgegend schmerzt, so daß sich (die Patienten) nicht anfassen lassen, Fieber befällt sie, sie delirieren, haben einen starren Blick und machen es im übrigen ganz ähnlich wie die von Lungenentzündung Befallenen dann, wenn sie im Delirium sind.

Einen solchen Patienten muß man mit feuchten warmen Umschlägen 2
und Getränken, ausgenommen Wein, erwärmen; wenn er es ertragen kann, reinige man nach oben und bewirke durch Husten und Auswerfen wie bei einem an Lungenentzündung Erkrankten die Entleerung nach oben; kann er das jedoch nicht ertragen, so muß man den Darm dazu bringen, daß er sich nach unten entleert; man muß durch Getränke feucht machen; denn das ist gut. Die Krankheit verläuft tödlich; (die Patienten) sterben am dritten, fünften oder siebenten Tag; wenn man aber nur leicht erkrankt, so ist die Entscheidung dieselbe wie bei einer Lungenentzündung.

10. Durch die sogenannte Angina leidet der Mensch unter Atemnot, es scheint ihm etwas wie ein Apfel in der Kehle zu stecken, und er kann weder den Speichel noch irgend etwas anderes hinunterschlucken; seine

ἄλλ' οὐδέν· καὶ οἱ ὀφθαλμοὶ πονέουσί τε καὶ ἐξέχουσιν ὡς ἀγχομένοισι, καὶ
ἐκβλέπει αὐτοῖσιν ἀτενὲς καὶ στρέφειν σφέας οὐχ οἷός τε· καὶ ⟨ἀ⟩λύζει καὶ
ἀναΐσσει θαμινά· καὶ τὸ πρόσωπον καὶ ἡ φάρυγξ πίμπραται, ἀτὰρ καὶ ὁ
τράχηλος· ὑπὸ δὲ τοῖσιν οὔασιν οὐδὲν κακὸν ἔχειν δοκέει· καὶ ὁρᾷ καὶ
ἀκούει ἀμβλύτερον, καὶ ὑπὸ τοῦ πνιγμοῦ οὐκ ἔννοός ἐστιν, οὔτ' ἥν τι λέγῃ |
130 οὔτ' ἥν τι ἀκούῃ ἢ ποιέῃ· ἀλλὰ κεχηνὼς κεῖται σιαλοχ⟨ο⟩έων. τοιάδε
ποιέων οὗτος ἀποθνήσκει πεμπταῖος ἢ ἑβδομαῖος ἢ ἐναταῖος. ὅταν δὲ
τούτων τι ἀπῇ τῶν σημείων, χαλαρωτέρην δηλοῖ τὴν νοῦσον, καὶ καλέουσι
παρακυνάγχην.

2 Τοῦτον φλεβοτομέειν χρὴ μάλιστα μὲν ὑπὸ τὸν τιτθόν· συνακολουθεῖ
γὰρ ταύτῃ ἐκ τοῦ πλεύμονος θερμὸν πνεῦμα· χρὴ δὲ καὶ τὰ κάτω καθαίρειν
φαρμάκῳ ἢ κλύσματι καὶ τοὺς αὐλίσκους παρῶσαι ἐς τὴν φάρυγγα κατὰ
τὰς γνάθους, ὡς ἕλκηται τὸ πνεῦμα ἐς τὸν πλεύμονα· καὶ ποιέειν ὡς τάχιστα
πτύσαι καὶ ἰσχναίνειν τὸν πλεύμονα· καὶ ὑποθυμιᾶν ὕσσωπον Κιλίκιον
καὶ θεῖον καὶ ἄσφαλτον, καὶ ἕλκειν διὰ τῶν αὐλίσκων καὶ διὰ τῶν ῥινῶν, ὡς
ἐξίῃ φλέγμα· καὶ τὴν φάρυγγα καὶ τὴν γλῶσσαν ἀνατρίβειν τοῖσι τὸ
φλέγμα ἄγουσι· καὶ τὰς φλέβας τὰς ὑπὸ τῇ γλώσσῃ τάμνειν, ἀφιέναι δὲ
καὶ ἐκ τῶν ἀγκώνων, ἢν ἰσχύῃ· ἀοινεῖν δὲ καὶ ῥυφεῖν πτισάνης χυλὸν λεπτόν·
ἐπειδὰν δὲ ἀνῇ ἡ νοῦσος καὶ σιτίων γεύηται, ἐλατηρίῳ νέῳ περικαθῆραι,
ἵνα μὴ ἑτέρῳ κακῷ περιπέσῃ.

11. Ἴκτερος δὲ τοιόσδ' ἐστὶν ὀξὺς καὶ διὰ τάχεος ἀποκτείνων· ἡ χροιὴ
ὅλη σιδιοειδὴς σφόδρα ἐστί, χλωροτέρη ἢ οἱ σαῦροι οἱ χλωροί· παρόμοιος
δὲ καὶ ὁ χρώς, καὶ τῷ οὔρῳ ὑφίσταται οἷον ὀρόβιον πυρρόν· καὶ πυρετὸς
καὶ φρίκη βληχρὴ ἴσχει· ἐνίοτε δὲ καὶ τὸ ἱμάτιον οὐκ ἀνέχεται ἔχων, ἀλλὰ
δάκνεται καὶ ξύεται· καὶ ἄσιτος ἐὼν τὰ ἑωθινὰ τὰ σπλάγχνα ἀμύσσεται ὡς
ἐπὶ τὸ πολύ, καὶ ὅταν ἀνιστῇ τις αὐτὸν ἢ προσδιαλέγηται, οὐκ ἀνέχεται.
οὗτος ὡς ἐπὶ τὸ πολὺ ἀποθνήσκει ἐντὸς τεσσερεσκαίδεκα ἡμερέων· ταύτας
δὲ διαφυγὼν ὑγιής.

132 2 Χρὴ δὲ θερμολουτέειν τε καὶ πίνειν μελίκρητον | σὺν καρύων Θασίων
λεπ[τ]ισθέντων καὶ ἀψινθίου κόμης ἴσῳ, ἀννίσου σεσησμένου ἡμίσει·

2 ἀλύζει] *cf.* Gal. Gloss. Hipp.: XIX p. 75,15sq. K. 3 ἀναΐσσει] *cf.* Erotian. A 128: p. 26,4 Nachm. 10–18] *cf.* Cael. Aurel. Morb. acut. III 28. 29: p. 316 Drabkin 16 φλέγμα] *cf.* Gal. Gloss. Hipp.: XIX p. 151,16sq. K. 17 φλέγμα] *cf.* Gal. Gloss. Hipp.: XIX p. 151,16sq. K. 19 ἐλατηρίῳ] *cf.* Gal. Gloss. Hipp.: XIX p. 97,2sq. K. 21–28] *cf.* Hipp. Dieb. iudic. 9: IX p. 304,18sqq. Li. 22 σιδιοειδής] *cf.* Gal. Gloss. Hipp.: XIX p. 137,13 K. 23 οἷον ὀρόβιον πυρρόν] *cf.* Erotian. O 35: p. 67,6sq. Nachm. 25–28] *cf.* Hipp. Int. 35: VII p. 252,23sqq. Li.

1 ἀπαγχομένοισι M 2 ἐσβλέπει M στρέφειν – τε] ἐπιστρέφειν οὐχ οἷός τέ ἐστι αὐτοὺς M λύζει *codd.: corr. Corn. apud Ma.* 3 ἀτὰρ *om.* Θ 4 ὑπὸ – οὔασιν] τοῖσι δὲ ὀρέωσι M 6 σιαλοχέων M: *corr. Li.*: *om.* Θ 7 ἢ ἐναταῖος *om.* Θ 8 ἀπῆι τι M 9 ΠΑΡΑΚΥΝΑΓΧΗ *in mg. add.* M παρακυνάγκην Θ 10 τὸν *om.* Θ τιτοον Θ 14 *ante* ὕσσωπον *add.* δὲ M 16 τὸ *om.* M 18 λεπτόν *om.* Θ 19 ἀφῆι M καθῆραι M 21 ἼΚΤΕΡΟΣ *in mg. add.* M δὲ τοιόσδ' ἐστὶν *scripsi*: δὲ ὁτοιος δ' ἔστιν Θ: τοιόσδε ἐστὶν M *ante* καὶ *add.* τε M 22 ὅμοιος Θ: παρομοίως M: *corr.* $H^{m.p.}I$ 23 ἀφίσταται M 25 ἑωθινὰ Θ 26 ἀναστῆι M 28 *post* ὑγιής *add.* γίνεται M 29 σὺν – 80,1 τοῦτο *om.* Θ 30 λεπτισθέντων M: *corr.* $I^{m.p.}$ ἴσον M: *correxi* ἥμισυ M: *correxi*

Augen schmerzen und stehen hervor wie bei solchen, die gewürgt werden, er schaut mit ihnen starr und kann sie nicht bewegen; er ist unruhig und springt häufig auf; das Gesicht und die Kehle brennen, aber auch der Hals; unterhalb der Ohren aber scheint er nichts Schlimmes zu haben; er sieht und hört schwächer, und infolge des Erstickungsgefühls ist er nicht bei Sinnen, ob er nun etwas sagt, hört oder tut; vielmehr liegt er mit offenem Mund da und hat Speichelfluß. Unter diesen Umständen stirbt der Kranke am fünften, siebenten oder neunten Tag. Wenn jedoch irgendeines von diesen Anzeichen ausbleibt, so deutet das darauf hin, daß die Krankheit leichter ist, und man nennt sie dann Nebenangina.

Einen solchen muß man zur Ader lassen, besonders unterhalb der 2
Brustwarze; denn an dieser Stelle folgt zugleich warme Luft aus der Lunge nach; man muß ferner den Unterleib durch ein Abführmittel oder ein Klistier reinigen und Röhrchen in die Kehle hinter dem Unterkiefer einführen, damit die Luft in die Lunge eingezogen werden kann; auch muß man dafür sorgen, daß (der Kranke) möglichst schnell Auswurf hat, und die Lunge austrocknen; ferner soll man Räucherungen mit kilikischem Ysop, Schwefel und Asphalt machen und dieselben durch die Röhrchen und durch die Nasenlöcher einziehen lassen, damit der Schleim abgeht; auch reibe man die Kehle und die Zunge mit Mitteln ein, die den Schleim herausbringen; man öffne die Adern unter der Zunge, lasse aber auch aus den Armbeugen Blut ab, wenn (der Patient) bei Kräften ist; er muß sich des Weingenusses enthalten und dünnen Gerstensaft als Suppe trinken; nachdem aber die Krankheit gewichen ist und (der Patient) normal gegessen hat, führe man mit frischem Springgurkensaft ab, damit ihn nicht eine andere Krankheit befällt.

11. Die akute und schnell zum Tode führende Gelbsucht hat folgende Beschaffenheit: Die Hautfarbe am ganzen Gesicht ist der des Granatapfels völlig entsprechend, grüner als die grünen Eidechsen; ähnlich ist sie aber auch am Körper, und im Urin setzt sich ein rötlicher Niederschlag ab wie Wickenmehl; Fieber und leichter Frost befallen (den Kranken); zuweilen kann er aber auch die Decke nicht ertragen, sondern er empfindet Beißen und Jucken; des Morgens, wenn er nüchtern ist, fühlt er in der Regel reißende Schmerzen in den Eingeweiden, und wenn man ihn weckt oder anspricht, so erträgt er es nicht. Ein solcher Patient stirbt in den meisten Fällen innerhalb von vierzehn Tagen; übersteht er diese jedoch, so wird er wieder gesund.

Er muß aber warme Bäder nehmen und ein Honigmischgetränk 2
mit gleichviel geschälten thasischen Nüssen und Wermutblättern und der Hälfte an durchgesiebtem Anis trinken; er trinke drei Obolen Ge-

πίνειν ὁλκῆς τριώβολον νῆστις καὶ πάλιν ἐς κοίτην τὸ μελίκρητον τοῦτο καὶ οἶνον λεπτὸν παλαιὸν καὶ ῥυφήματα· ἀσιτέειν δὲ μή.

12. Οἱ δὲ τέτανοι ἢν ἐπιλάβωσιν, αἱ γένυες πεπήγασιν ὡς ξύλιναι, καὶ τὸ στόμα διαίρειν οὐ δύνανται, καὶ οἱ ὀφθαλμοὶ δακρύουσί τε καὶ ἰλλαίνονται· καὶ τὸ μετάφρενον πέπηγε, καὶ τὰ σκέλεα οὐ δύνανται συνάγειν, ὁμοίως οὐδὲ τὰς χεῖρας· καὶ τὸ πρόσωπον ἐρεύθει, καὶ σφόδρα ὀδυνᾶται, καὶ ὅταν ἀποθνήσκειν μέλλῃ, ἀνεμέει διὰ τῶν ῥινῶν τὸ πῶμα καὶ τὸ ῥύφημα καὶ τὸ φλέγμα. οὗτος τριταῖος ἢ πεμπταῖος ἢ ἑβδομαῖος ἢ τεσσερεσκαιδεκαταῖος ἀπόλλυται· ταύτας δὲ διαφυγὼν ὑγιὴς γίνεται.

2 Τούτῳ διδόναι κατάποτα πέπερι καὶ ἐλλέβορον μέλανα, καὶ ζωμὸν ὀρνίθειον πίονα θερμόν· καὶ πταρμοὺς ἰσχυροὺς καὶ πολλοὺς ἐμποιέειν καὶ πυριᾶν· ὅταν δὲ μὴ πυριᾷς, τὰ χλιάσματα προστιθέναι ὑγρὰ καὶ λιπαρὰ ἐν κύστεσι καὶ ἀσκίοισι πανταχόθεν, μάλιστα δὲ πρὸς τὰ ὀδυνώμενα, καὶ ἀλείφειν θερμῷ καὶ πολλῷ πολλάκις.

13. Ὁ δὲ ὀπισθότονος τὰ μὲν ἄλλα ὡς ἐπὶ τὸ πολὺ ὡσαύτως, σπᾶται δ' εἰς τοὔπισθε· καὶ βοᾷ ἐνίοτε, καὶ ὀδύναι ἴσχουσιν ἰσχυραί, καὶ συνάγειν ἐνίοτε οὐκ ἐᾷ τὰ σκέλεα οὐδὲ τὰς χεῖρας ἐκτεῖναι· συγκεκαμμένοι γὰρ οἱ ἀγκῶνες γίνονται, καὶ τοὺς δακτύλους πὺξ ἔχει, καὶ τὸν μέγαν δάκτυλον τοῖσιν ἄλλοισι κατέχει ὡς ἐπὶ τὸ πολύ· καὶ βοᾷ καὶ φλυηρέει ἐνίοτε, καὶ οὐ δύναται ἑωυτὸν κατέχειν, ἀλλ' ἀναΐσσει ἐνίοτε, ὅταν ἡ ὀδύνη ἔχῃ· ὅτε δὲ ἀνίησιν ἡ ὀδύνη, ἡσυχίην ἔχει· ἐνίοτε δὲ καὶ ἄφωνοι γίνονται ἅμα ἁλισκό-
134 μενοι | ἢ μανικοί τι ἢ μελαγχολικοί· οὗτοι τριταῖοι ἀποθνήσκουσι τῆς φωνῆς λυθείσης· καὶ ἀνεμέουσι διὰ τῶν ῥινῶν καὶ οὗτοι· τὰς δὲ τεσσερεσκαίδεκα διαφυγὼν ὑγιής.

2 Θεραπεύειν δὲ ὡς τὸν ἄνω· ἢν δὲ βούλῃ, καὶ ὧδε ποιέειν· ὕδωρ ὡς πλεῖστον ψυχρὸν καταχέας ἔπειτα ἱμάτια θερμὰ καὶ καθαρὰ καὶ πολλὰ καὶ λεπτὰ ἐπιβάλλειν, πῦρ δὲ τότε μὴ προσφέρειν. ὧδε καὶ τοὺς τετανικοὺς καὶ τοὺς ὀπισθοτονικοὺς ποιέειν.

14. Εἰλεοὶ δὲ γίνονται τῆς ἄνω κοιλίης θερμαινομένης καὶ τῆς κάτω ψυχομένης· συναυαίνεται γὰρ τὸ ἔντερον ὥστε μήτε τὸ πνεῦμα μήτε τὰς τροφὰς διεξιέναι, ἀλλὰ τὴν γαστέρα ξηρὴν εἶναι, καὶ ἐμέει[ν] ἐνίοτε, πρῶτον

3–6] *cf.* Hipp. Int. 52: VII p. 298,12sqq. Li. 5 ἰλλαίνονται] *cf.* Gal. Gloss. Hipp.: XIX p. 105,10 K. 8 φλέγμα] *cf.* Gal. Gloss. Hipp.: XIX p. 151,16sq. K. 10–13] *cf.* Cael. Aurel. Morb. acut. III 85. 86: p. 352 Drabkin 18sq.] *cf.* Cael. Aurel. Morb. acut. III 68: p. 342 Drabkin 20 ἀναΐσσει] *cf.* Erotian. A 128: p. 26,4 Nachm.

2 παλαιὸν λεπτὸν M 3 *ante* Οἱ *add.* ΤΕΤΑΝΟΣ M δὲ *om.* M ξύλα M 4 διαίρειν] διοίγειν M τοὺς ὀφθαλμοὺς Θ δακρύουσί – καὶ[III]] δακρύοντες ἅμα Θ 6 ὁμοίως *om.* Θ ἐρεύθει, καὶ *om.* Θ 7 *post* ῥινῶν *add.* καὶ M 9 ἀπόλλυνται Θ 10 καταποια Θ 12 πυριᾷς] πυριῆται M 13 κυστέει Θ δὲ *om.* Θ 14 *ante* πολλάκις *add.* καὶ M 15 Η̄ *in mg. add.* M *ante* Ὁ *add.* ΟΠΙΣΘΟΤΟΝΟΣ M Ὁ] Ὅταν M ὡσαύτως] τὰ αὐτὰ M 17 ξυνκεκαυμένοι Θ 20 ὅτε] ὅταν M 21 ἀνίησιν] ἀνῆι M 22 τι ἢ *scripsi*: τε ἢ Θ: τε καὶ M 23sq. δὲ – ὑγιής] τεσσαρεσκαίδεκα φυγόντες, ὑγιέες γίνονται M 26 ἔπειτα] ἐπὶ τὰ Θ 26sq. θερμὰ – λεπτὰ] λεπτὰ καὶ καθαρὰ καὶ θερμὰ M 27 τότε *om.* Θ τετάνους M 28 ὀπισθοτόνους M 29 ΕΊΛΕΟΙ *in mg. add.* M *ante* ἄνω *add.* μὲν M καὶ τῆς] τῆς δὲ M 30 *post* ἔντερον *add.* καὶ συμπιλέεται ὑπὸ τῆς φλεγμασίης M 31 ξηρὴν] σκληρὴν M ἐμέειν *codd.*: *corr.* *Erm*

wicht (2,5 g) nüchtern und wieder beim Schlafengehen sowohl von diesem Honigmischgetränk als auch von leichtem altem Wein und von Suppen; des Essens darf er sich aber nicht enthalten.

12. Wenn jemanden Starrkrampf befällt, so werden die Kinnladen steif wie Holz, (die Patienten) können den Mund nicht öffnen, und die Augen tränen und verdrehen sich; der Rücken ist steif, und sie können die Schenkel einander nicht nähern, ebensowenig die Arme; das Gesicht rötet sich, starker Schmerz tritt auf, und wenn (der Patient) dem Tode nahe ist, erbricht er durch die Nase das Getrunkene, die Suppe und den Schleim. Ein solcher stirbt am dritten, fünften, siebenten oder vierzehnten Tag; wenn er diese aber übersteht, wird er wieder gesund.

Einem solchen Patienten gebe man Pillen von Pfeffer und schwarzer 2
Nieswurz, auch fette, warme Geflügelbrühe; auch rufe man häufiges starkes Niesen hervor und wende Dampfbäder an; wenn man jedoch keine Dampfbäder anwendet, so lege man überall feuchte und fette Wärmemittel in Blasen und kleinen Schläuchen an, besonders an den schmerzenden Stellen, und nehme (bei dem Patienten) häufig gründliche warme Einreibungen vor.

13. Der Opisthotonus ist, was die übrigen Erscheinungen betrifft, größtenteils dasselbe, nur krampft sich (der Körper) nach hinten zusammen; (der Betreffende) schreit zuweilen auf, es suchen ihn heftige Schmerzen heim, und der Krampf läßt ihn manchmal sowohl die Beine nicht zusammenbringen als auch die Arme nicht ausstrecken; die Armbeugen sind nämlich zusammengezogen, und er hält die Finger zur Faust geballt und umfaßt in der Regel den Daumen mit den übrigen Fingern; er schreit und redet zuweilen dummes Zeug und kann sich nicht mehr zurückhalten, sondern springt zuweilen auf, wenn ihn der Schmerz befällt; wenn der Schmerz jedoch nachgelassen hat, verhält er sich ruhig; zuweilen aber verlieren (die Patienten) auch zugleich mit dem Anfall die Sprache oder verfallen in eine Art Manie oder in Melancholie; solche Kranken sterben, nachdem die Stimme gelöst ist, am dritten Tag; und auch diese erbrechen durch die Nase; wenn (der Patient) dagegen vierzehn Tage überstanden hat, so wird er wieder gesund.

Man behandele aber (einen solchen Patienten) so wie den Oben- 2
genannten; wenn man will, kann man jedoch auch folgendermaßen behandeln: nachdem man (den Patienten) mit möglichst vielem kaltem Wasser übergossen hat, lege man viele warme, saubere und leichte Decken über ihn, bringe dann aber kein Feuer in seine Nähe. Das soll man sowohl bei den an Starrkrampf als auch bei den an Opisthotonus Leidenden tun.

14. Darmverschluß entsteht, wenn der Oberleib warm, der Unterleib dagegen kalt wird; denn es trocknen dann die Eingeweide aus, so daß weder die Luft noch die Speisen hindurchgehen können, der Leib vielmehr verstopft ist, und (der Patient) erbricht von Zeit zu Zeit, und zwar zu-

μὲν φλεγματώδεα, ἔπειτα χολώδεα, τελευτῶν δὲ κόπρον. καὶ δίψα ἔχει, καὶ ὀδύνη ἔχει, μάλιστα μὲν πρὸς τὰ ὑποχόνδρια· ἀλγέει δὲ καὶ ὅλην τὴν γαστέρα καὶ πεφύσηται καὶ λύζει, καὶ πυρετοὶ ἐπιλαμβάνουσι. γίνεται δὲ μάλιστα μετοπώρου· ἀποθνῄσκει δὲ μάλιστα ἑβδομαῖος.

2 Τοῦτον ὧδε θεραπεύειν· καθῆραι τὴν ἄνω κοιλίην ὡς τάχιστα, καὶ αἷμα ἀφαιρέειν ἀπὸ τῆς κεφαλῆς καὶ τῶν ἀγκώνων, ἵνα παύσηται ἡ ἄνω κοιλίη θερμαινομένη, καὶ ψύχειν τὰ ἄνω τῶν φρενῶν πλὴν τῆς καρδίης· τὰ δὲ κάτω θερμαίνειν ἐν σκάφῃ ὕδατος θερμοῦ καθίζων· καὶ ἀλείφειν ἀεί, καὶ χλιάσματα ὑγρὰ προστιθέναι· καὶ βάλανον μέλιτος μόνου ποιέων ὡς δέκα δακτύλων καὶ ἄκρῳ χολὴν ταύρου ἐς τὸ πρόσθεν προσπλάσσων πρόσθες καὶ δὶς καὶ τρίς, ὡς πάντα τὰ συγκεκαυμένα περὶ τὸν ἀρχὸν ἐξαγάγῃς τῆς
136 κόπρου· καὶ ἢν μὲν οὕτως ὑπακούῃ, κλύζειν ἐπὶ | τούτοισιν· εἰ δὲ μή, φῦσαν λαβὼν χαλκευτικὴν ἐσιέναι καὶ φυσᾶν ἐς τὴν κοιλίην, ἵνα διαστήσῃς τήν τε κοιλίην καὶ τὴν τοῦ ἐντέρου συστολήν· εἶτα πάλιν ἐξελὼν τὴν φῦσαν κλύσαι εὐθύς· ἕτοιμον δ' ἔστω τὸ κλύσμα, μὴ πολὺ τῶν θερμαντικῶν, ἀλλὰ διαλυόντων τὰς κόπρους καὶ τηκόντων· εἶτα βύσας τὴν ἕδρην σπόγγῳ, καθήσθω ἐν ὕδατι θερμῷ κατέχων τὸ κλύσμα, καὶ ἢν δέξηται τὸ κλύσμα καὶ πάλιν μεθῇ, ὑγιής. ἐν δὲ τῷ πρόσθεν χρόνῳ μέλι τε ὡς κάλλιστον λειχέτω, καὶ οἶνον αὐτίτην πινέτω εὔζωρον. ἢν δὲ τοῦ εἰλεοῦ ἀφέντος πυρετὸς ἐπιλάβῃ, ἀνέλπιστος· ἴσως γὰρ ἡ κάτω κοιλίη λυθεῖσα συναποκτείνειεν ἄν.

15. Ἡ δὲ περιπλευμονίη τοιάδε ποιέει· πυρετός τε ἰσχυρὸς ἴσχει, καὶ τὸ πνεῦμα πυκνὸν καὶ θερμὸν ἀναπνεῖ, καὶ ἀπορίη καὶ ἀδυναμίη καὶ ῥιπτασμὸς καὶ ὀδύνη ὑπὸ τὴν ὠμοπλάτην καὶ ἐς τὴν κληῖδα καὶ ἐς τὸν τιτθόν, καὶ βάρος ἐν τοῖσι στήθεσι καὶ παραφροσύνη. ἔστι δὲ οἷσιν ἀνώδυνός ἐστιν, ἕως ἄρξωνται βήσσειν· πολυχρονιωτέρη δὲ καὶ χαλεπωτέρη κείνης.

2 Τὸ δὲ σίαλον λευκὸν καὶ ἀφρῶδες πτύει πρῶτον, καὶ ἡ γλῶσσα ξανθή· προϊόντος δὲ τοῦ χρόνου μελαίνεται· ἢν μὲν οὖν ἐν ἀρχῇ μελαίνηται, θάσσους αἱ ἀπαλλάξιες· ἢν δ' ὕστερον, σχολαίτεραι· τελευτῶσι δὲ καὶ

5–19] *cf.* Cael. Aurel. Morb. acut. III 153. 154: p. 396 Drabkin 8 ἀεί] *cf.* Gal. Gloss. Hipp.: XIX p. 71,7sq. K. 12–14] *cf.* Sor. Gyn. III 29,2: CMG IV p. 112,14sqq. 19 οἶνον αὐτίτην] *cf.* Erotian. Δ 23: p. 34,2sqq. Nachm. αὐτίτην] *cf.* Gal. Gloss. Hipp.: XIX p. 87,1 K. 22–84,12] *cf.* Hipp. Dieb. iudic. 10: IX p. 304,27sqq. Li.

1 *post* ἔπειτα *add.* δὲ M δίψαν M 2 ὀδύνη ἔχει] ὀδύνην M ὅλην] πᾶσαν M 3 καὶ^I – λύζει *om.* Θ γίνονται M 4 μετοπώρου – μάλιστα^II *om.* M μεθοπώρου Θ: *corr. Li.* ἑβδομαῖοι M 5 τούτους M *post* ὧδε *add.* χρὴ M κάθαιρε M 7 θερμαίνουσα Θ 8 ἀλείφων M 9 βαλάνιον Θ μόνον M 9sq. δεκαδάκτυλον M 10 καὶ ἄκρῳ *scripsi*: ἐξ ἄκρου *codd.* ἐς] ὡς Θ ἐπιπλάσσων M 11 καὶ^I] ὡς Θ τῶν ἀρχῶν M 13 καὶ *om.* Θ 13sq. ἵνα – κοιλίην *om.* M, *restit. in mg.* M^m.p. 14 συστολήν *scripsi*: ξυνσταλειν Θ: σύσταλσιν M ἐξελὼν] ἐκφέρων Θ 15 δ' *ante* ἕτοιμον *trsp.* M πολὺ] πάνυ M 16 ἀλλὰ] καὶ Θ 18 *post* ὑγιής *add.* γίνεται M 19 ναυτιτην Θ: αὔγιτην M: *corr. Lind.* ἔνζωρον Θ: ἔνχωρον M: *corr. Ma.* ἰλεοῦ Θ 20 *post* πυρετὸς *add.* αὐτὸν M *post* γὰρ *add.* καὶ M 22 *ante* Ἡ *add.* ΠΕΡΙΠΛΕΥΜΟΝΊΗ M ἰσχυρὸς ἴσχει] ὀξὺς ἔχει M 25 *post* στήθεσι *add.* ἐνίοτε δὲ M 26 *post* ἕως *add.* ἢν M 28 *ante* πρῶτον *add.* τὸ M καὶ ἡ] ἡ δὲ M 29 μελαίνηται] μελαίνοιτο M 30 ἀπαλλαγαί M

nächst schleimige, hierauf gallige Massen, schließlich aber Kot. (Der Patient) leidet Durst, es sucht ihn Schmerz heim, vor allem im Hypochondrium; aber auch der ganze Leib tut ihm weh, er leidet unter Blähungen und Schlucken, und es befallen ihn Fieber. Das geschieht meistenteils im Herbst; er stirbt in der Regel am siebenten Tag.

Einen solchen Patienten muß man auf folgende Weise behandeln: 2
man muß den Oberleib so schnell wie möglich reinigen, Blut am Kopf und an den Armbeugen entziehen, damit die Erhitzung des Oberleibs aufhört, und die oberhalb des Zwerchfells gelegenen Teile, mit Ausnahme des Herzens, muß man kühlen; die unteren Teile dagegen muß man erwärmen, indem man (den Kranken) in eine Wanne mit warmem Wasser setzt; man reibe ihn ständig ein und lege feuchte, warme Umschläge auf; man stelle ein etwa zehn Finger langes Suppositorium aus reinem Honig her, bestreiche es vorn an der Spitze mit Stiergalle und führe es zwei- oder auch dreimal ein, bis man alle verbrannten Kotmassen im Mastdarm herausgebracht hat; wenn es nun damit nach Wunsch geht, so gebe man darauf ein Klistier; wenn nicht, so nehme man einen Schmiedeblasebalg, führe ihn ein und blase in den Leib Luft hinein, um den Leib und die Darmverengung zu erweitern; hierauf nehme man den Blasebalg wieder heraus und gebe sofort ein Klistier; das Klistier soll bereit sein und nicht so sehr aus erhitzenden Bestandteilen bestehen, sondern aus solchen, die die Kotmassen auflösen und verflüssigen; hierauf verstopfe man den After mit einem Schwamm, (der Patient) setze sich in warmes Wasser und behalte das Klistier bei sich, und wenn er das Klistier in sich aufnimmt und dann wieder von sich gibt, so wird er wieder gesund. Während der vorangehenden Zeit soll er möglichst guten Honig schlecken und unvermischten heurigen Wein trinken. Falls aber (den Kranken) nach dem Nachlassen des Darmverschlusses Fieber befällt, so besteht keine Hoffnung für ihn; denn dann wird der Darmverschluß ihn wahrscheinlich umbringen.

15. Die Lungenentzündung ruft folgende Erscheinungen hervor: (Den Patienten) befällt heftiges Fieber, die Atmung ist beschleunigt und sein Atem heiß, Hilflosigkeit und Schwäche überkommen ihn, er wirft sich hin und her, es stellen sich Schmerzen unterhalb des Schulterblattes nach dem Schlüsselbein und der Brustwarze zu ein, in der Brust ist ein Druck, und es kommt zu Delirien. Bei manchen verläuft (die Lungenentzündung) ohne Schmerzen, bis sie zu husten anfangen; dann ist sie aber langwieriger und schwerer als jene.

Zunächst wirft (der Patient) weißen und schaumigen Auswurf aus, 2
und die Zunge sieht gelb aus; im weiteren Verlauf der Zeit aber wird sie dunkel; wird sie nun zu Beginn dunkel, so tritt die Genesung schneller, wird sie es dagegen später, so tritt sie langsamer ein; schließlich wird

ῥήγνυται ἡ γλῶσσα, καὶ ἢν προσθῇς τὸν δάκτυλον, θράσσεται· τὴν δ' ἀπάλλαξιν τῆς νούσου σημαίνει ἡ γλῶσσα, ὥσπερ καὶ ἐν τῇ πλευρίτιδι ὁμοίως.

3 Ταῦτα δὲ πάσχει ἡμέρας τεσσερεσκαίδεκα τοὐλάχιστον, τὸ πλεῖστον
δὲ εἴκοσι καὶ μίαν· καὶ βήσσει τοῦτον τὸν χρόνον σφόδρα, καὶ καθαίρεται
138 ἅμα τῇ βηχὶ τὸ μὲν πρῶτον πολὺ | καὶ ἀφρῶδες σίαλον, ἑβδόμῃ δὲ καὶ
ὀγδόῃ – ὅταν ὁ πυρετὸς ἐνακμάζῃ –, ἢν ὑγρὴ ἡ περιπλευμονίη ᾖ, παχύ-
τερον· εἰ δὲ μή, οὔ· ἐνάτῃ δὲ καὶ δεκάτῃ ὑπόχλωρον καὶ ὕφαιμον, δωδεκάτῃ
δὲ μέχρι τεσσερεσκαιδεκάτης, πολὺ καὶ πυῶδες.

4 Ὧν ὑγραί εἰσιν αἵ τε φύσιες καὶ αἱ διαθέσιες τοῦ σώματος, ἀτὰρ καὶ ἡ νοῦσος ἰσχυρή· ὧν δ' ἥ τε φύσις καὶ ἡ στάσις τῆς νούσου ξηρή, ἧσσον οὗτοι.

5 Ἢν μὲν οὖν πέμπτῃ καὶ ἕκτῃ ἐπὶ δέκα ξηρανθῇ καὶ μηκέτι ἀποβήσσῃ πυῶδες, ὑγιής ἐστιν· εἰ δὲ μή, πρόσεχε πρὸς τὰς εἴκοσι δυοῖν δεούσας καὶ τὰς εἴκοσι καὶ μίαν τὸν νόον, καὶ ἢν μὲν ἐνταῦθα παύσηται τοῦ πτύσματος, ἐκφεύγει· εἰ δὲ μή, ἔρου αὐτὸν εἰ γλυκύτερον τὸ σίαλον, καὶ ἢν μὲν φῇ, ὁ πλεύμων αὐτῷ ἔμπυός ἐστι, καὶ ἡ νοῦσος καθίσταται ἐνιαυσίη, ἢν μὴ ἐν τῇσι τεσσεράκονθ' ἡμέρῃσι σπεύδων ἀναγάγῃ τὸ πύον· ἢν δὲ φῇ ἀηδὲς εἶναι τὸ σίαλον, θανατώδης ἡ στάσις τῆς νούσου. ἀλλ' ἐν τῇσι πρώτῃσιν κβ' ἡμέρῃσι μάλιστα διαδηλοῖ· ἢν γὰρ ἐκπτύσῃ τὸ σαπὲν καὶ τὸ πυωθὲν ἐν ἡμέρῃσι δύο καὶ εἴκοσι καὶ μὴ ἑλκωθῇ, ἐκφεύγει· εἰ δὲ μή, οὔ.

6 Αὕτη ἡ περιπλευμονίη οὐδὲν ἀπολείπει τῶν ἐκ περιπλευμονίης κακῶν·
ἢν οὖν τι τούτων ἀπῇ τῶν κακῶν, εἰδέναι χαλαρωτέρην ἐοῦσαν τῷ κά-
140 μνοντι ἔχειν καὶ τῷ ἰητρῷ μεταχειρίζεσθαι· ἢν δὲ ὀλίγα ἔχῃ τούτων | τῶν
σημείων, μὴ ἐξαπατάτω ὡς οὐ περιπλευμονίη ἐστίν· ἔστι γὰρ μαλθακή.

7 Θεραπεύειν δ' ὧδε τὴν περιπλευμονίην – οὐ μέντοι ἐξαμαρτήσῃ καὶ πλευρῖτιν καὶ φρενῖτιν οὕτω μεταχειριζόμενος –· τὴν κεφαλὴν ἄρχου κουφίζων, ἵνα μηδὲν ἐπιρρέῃ ἐς τὸ στῆθος· τὰ δὲ ῥυφήματα τὰς μὲν πρώτας ἡμέρας γλυκύτερα· οὕτω γὰρ ἂν μάλιστα τὸ συγκαθήμενον καὶ τὸ συνεστηκὸς ἀποπλύνοις καὶ κινοίης· τεταρταίοισι δὲ καὶ πεμπταίοισι καὶ ἑκταίοισι μηκέτι γλυκύτερα, ἀλλὰ λιπαρά· ἐς γὰρ τὴν ἄνω πτύσιν ὑποχρέμπτεσθαι συμφέρει· ἢν δὲ μὴ δύνηται κατὰ λόγον πτύειν, τῶν ἀναγόντων φαρμάκων διδόναι. τὰς δὲ κοιλίας ἐν μὲν τῇσι πρώτῃσιν ἡμέρῃσι τέσσερσιν ἢ πέντε ὑποχωρέειν χρὴ καὶ ὀλίγῳ μᾶλλον, ἵνα οἵ τε πυρετοὶ ἀμβλύτεροι

1 θράσσεται] *cf.* Gal. Gloss. Hipp.: XIX p. 104,12 K. 14–17] *cf.* Hipp. Morb. II 47: VII p. 66,2sqq. Li.

1 θράσσεται] ἔχεται M 7 *post* ὑγρὴ *add.* ἦι M ᾖ *scripsi*: η Θ: ἴηι M 9 τεσσερεσκαιδεκάτης *scripsi*: τεσσέρων καὶ δέκα Θ: τεσσαρεσκαιδεκάτης M 10 ὧν Θ *post* Ὧν *add.* καὶ M αἱ *om.* M ἀτὰρ *om.* Θ 11 κατάστασις M *post* νούσου *add.* οὐ Θ 13 πέμπτῃ – δέκα] τετάρτη καὶ δεκάτη M 14 πρὸς] εἰς M 15sq. τοῦ – ἐκφεύγει *scripsi*: ἐκφεύγει τοῦ πτύσματος *codd.*: τοῦ πτύσματος *Li.* 16sq. ὅτι οἷς τὸ σίαλον γλυκὺ. ὁ πλεύμων ἔμπυος· *in mg. add.* M 16 μὲν *om.* M 18 ἀνάγη Θ 20 κβ' *scripsi*: ἡ δευτέρῃσιν Θ: *om.* M ἐκπτυσθῇ Θ 22 ἐκ περιπλευμονίης] ἐν τῶι πλεύμονι ἐόντων M 23 χαλαρωτέρην ἐοῦσαν *conieci*: χρὴ δεουσαν Θ: χρὴ ὅσα τε M: χρὴ τοσοῦδε δέουσαν *Li.* 25 ἐξαπάτωι Θ 26 θεραπεία *in mg. add.* M 27 κουφίζειν M 29 συνεστηκῶς Θ 30 κειvοιης Θ: *corr. Ma.*: κινέοις M

die Zunge rissig, und wenn man den Finger daranhält, ist (der Kranke) wie von einem Stachel gestochen; die Genesung von der Krankheit aber zeigt die Zunge an, ähnlich wie bei der Rippenfellentzündung.

So geht es (dem Patienten) wenigstens vierzehn, höchstens aber 3 einundzwanzig Tage lang; während dieser Zeit hustet er stark und befördert zugleich mit dem Husten zunächst einen reichlichen, schaumigen Auswurf heraus, am siebenten und achten Tag aber – wenn das Fieber seinen Höhepunkt erreicht hat –, falls die Lungenentzündung feucht ist, einen dickeren Auswurf; anderenfalls nicht; am neunten und zehnten Tage einen grünlichen und blutigen, vom zwölften bis zum vierzehnten Tag einen reichlichen und eitrigen Auswurf.

Bei denjenigen, deren Natur und Körperbeschaffenheit feucht ist, 4 ist aber auch die Krankheit heftig; weniger heftig dagegen ist sie bei denjenigen, deren Natur und Krankheitszustand trocken ist.

Wenn nun (die Lunge) am fünfzehnten oder sechzehnten Tag 5 trocken geworden ist und (der Kranke) keine eitrigen Massen mehr aushustet, so ist er genesen; anderenfalls achte man auf den achtzehnten und einundzwanzigsten Tag, und wenn dann das Auswerfen ein Ende nimmt, so wird er gesund; geschieht das nicht, so frage man den Kranken, ob der Auswurf süßer ist, und wenn er die Frage bejaht, bildet sich bei ihm in der Lunge ein Empyem, und die Krankheit hält ein Jahr an, falls er nicht innerhalb von vierzig Tagen beschleunigt den Eiter auswirft; wenn er dagegen sagt, daß der Auswurf einen widrigen Geschmack hat, so ist der Krankheitszustand tödlich. Der Ausgang der Krankheit zeigt sich aber vor allem während der ersten zweiundzwanzig Tage; wenn nämlich (der Patient) das Faulige und Eitrige binnen zweiundzwanzig Tagen auswirft und sich bei ihm kein Geschwür bildet, so kommt er davon; anderenfalls nicht.

Bei dieser Lungenentzündung fehlt es an keiner der schlimmen 6 Erscheinungen einer Lungenentzündung; wenn aber irgendeines von diesen schlimmen Anzeichen fehlt, so wisse man, daß (die Krankheit) leichter sowohl für den Patienten zu ertragen als auch für den Arzt zu behandeln ist; wenn (der Kranke) dagegen nur wenige von diesen Anzeichen aufweist, so täusche man sich nicht, indem man denkt, daß es sich nicht um Lungenentzündung handele; denn es ist eine, wenn auch eine leichte.

Behandeln soll man die Lungenentzündung auf folgende Art – und 7 man wird bestimmt keinen Fehler begehen, wenn man auch die Rippenfellentzündung und die Phrenitis so behandelt –: Man erleichtere zunächst den Kopf, damit nichts nach der Brust hinfließe; während der ersten Tage seien die Suppen süßer; denn auf diese Art wird man am ehesten dasjenige, was sich festgesetzt und zusammengezogen hat, wegspülen und in Bewegung setzen; am vierten, fünften und sechsten Tag jedoch seien sie nicht mehr zu süß, sondern fett; das trägt nämlich dazu bei, daß (der Patient) nach oben auswirft; kann er nicht in entsprechender Weise auswerfen, so gebe man ihm auswurffördernde Mittel. Während der ersten vier oder fünf Tage muß man reichlicher abführen, damit die ἔωσι καὶ τάλγήματα κουφότερα· ὅταν δὲ κεκενωμένος ᾖ καὶ ἀσθενὴς τὸ σῶμα, τὴν κάτω κοιλίην διὰ τρίτης ὑποκινέειν, ἵνα τό τε σῶμα μὴ ἀδύνατον ᾖ καὶ τὰ ἄνω χωρία ἔνυγρα· ἢν γὰρ κάτω τὸ ὑγρὸν πολλὸν ὑποχωρέῃ ἀπὸ τῆς πέμπτης ἡμέρης, θάνατον ποιέει· κάτω γὰρ τοῦ ὑγροῦ ὑποχωρέοντος, τὰ ἄνω ξηραίνεται, καὶ ἡ κάθαρσις ἡ τοῦ πτύσματος οὐ χωρέει ἄνω. δεῖ οὖν καὶ τὴν κάτω κοιλίην μήθ' ἑστάναι, ἵνα μὴ ὀξέες ἔωσιν οἱ πυρετοί, μήτε λίην ὑποχωρέειν, ἵνα τὸ σίαλον ἀνιέναι δύνηται καὶ ἰσχύῃ ὁ κάμνων. φάρμακα δὲ τῆς ἀναγωγῆς ἑκταίοισι καὶ ὀγδοαίοισι καὶ ἔτι περαιτέρω ἐοῦσι τῆς νούσου δίδου· τὸ δὲ φάρμακον ἔστω ἐλλέβορος λευκός, θαψίη, ἐλατήριον νέον, ἴσον ἑκάστου.

8 Ἢν δὲ τὸ σίαλον μὴ καθαίρηται εὖ καὶ τὸ πνεῦμα πυκνὸν ᾖ καὶ τῆς καθάρσιος μὴ ἐπικρατέῃ, προειπεῖν ὅτι ἀνέλπιστός ἐστι ζῆν, ἢν μὴ τῇ καθάρσει δύνηται ὑπουργέειν. ποιέειν δὲ καὶ τὰ ἐν τῇ περιπλευμονίῃ, ἢν σοι τὰ τῆς κοιλίης τῆς κάτω καλῶς ὑπουργέῃ. |

142 9 Ποιέειν δὲ καὶ ἄλλως ἀπὸ τῆς πρώτης ἡμέρης ἀρξάμενος· δίδου ἄρου τοῦ μεγάλου [κόγχην] χηραμύδα καὶ δαύκου καὶ ἀκαλήφης μίαν καὶ νάπυος καὶ πηγάνου ὅσον τοῖσι τρισὶ δακτύλοισι λαβεῖν καὶ ὀπὸν σιλφίου ὅσον κύαμον· ταῦτα ἐν ὄξει γλυκεῖ καὶ ὕδατι κεράσας καὶ διηθήσας νῆστι δίδου χλιαρόν. ἐπειδὰν δὲ ἄρχηται καθαρὸν ἐκπτύειν, ἄρου χηραμύδα καὶ σήσαμον καὶ ἀμυγδάλας καθαρὰς ἐν ὄξει γλυκεῖ κεκρημένῳ πίνειν· ἢν δὲ μᾶλλον βούλῃ ἄγειν, καππάριος τῆς ῥίζης φλοιὸν μιγνύναι τούτοισιν.

16. Ὅταν δὲ πλευρῖτις λάβῃ, τάδε πάσχει· ὀδύνη τὴν πλευρὴν καὶ πυρετὸς καὶ φρίκη ἴσχει, καὶ ἀναπνεῖ πυκινόν, καὶ ὀρθοπνοίη ἴσχει, καὶ ἀποβήσσει ὑπόχολον οἷον ἀπὸ σιδίου, ἢν μὴ ῥήγματα ἔχῃ· ἢν δ' ἔχῃ, καὶ αἷμα ἀπὸ τῶν ῥηγμάτων· ἐν δὲ τῇ αἱματώδει ὕφαιμον. ἔστι δὲ ἡ μὲν χολώδης ἠπιωτέρη, ἢν μὴ ῥήγματα ἔχῃ ὁ κάμνων· εἰ δὲ μή, ἐπιπονωτέρη μέν, θανατωδεστέρη δὲ οὔ. ἡ δὲ αἱματώδης ἰσχυρὴ καὶ ἐπίπονος καὶ θανατώδης.

2 Ὅταν οὖν προσῇ καὶ λὺγξ ἅμα καὶ αἵματος θρόμβους ἀποβήσσῃ ἅμα τῷ σιάλῳ μέλανας, οὗτος ἀποθνήσκει ἑβδομαῖος· δέκα δ' ἡμέρας διαφυγὼν τὴν μὲν πλευρῖτιν ὑγιὴς γίνεται, εἰκοστῇ δ' ἐμπυΐσκεται, καὶ ἀποβήσσει πύον, τελευτῶν δὲ καὶ ἀπεμέει, καὶ οὐ πάνυ εὐθεράπευτος γίνεται.

1 τάλγήματα] *cf.* Gal. Gloss. Hipp.: XIX p. 74,9sqq. K. 10 ἐλατήριον] *cf.* Gal. Gloss. Hipp.: XIX p. 97,2sq. K. 16 κόγχην] *cf.* Gal. Gloss. Hipp.: XIX p. 113,1 K. χηραμύδα] *cf.* Erotian. X 15: p. 95,1sqq. Nachm. δαύκου] *cf.* Erotian. Δ 26: p. 34,10sq. Nachm. 19 χηραμύδα] *cf.* Erotian. X 15: p. 95,1sqq. Nachm.

2 μὴ ἀδύνατον] δυνατὸν M 3 ἄνω] κάτω Θ ἔνυγρα] ἄνικμα M τὸ *om.* M 5 ἡ^{II} *om.* M 6 κάτω] ἄνω Θ *post* ἑστάναι *add.* λίην (ί *ex* εί *corr.*) M 8 ὀγδοαίοισι] ἑβδομαίοισι καὶ ἐναταίοισι M 9 *post* νούσου *add.* μᾶλλον M 11 τὸ^{II} *om.* Θ 12sq. δύνηται τῆι καθάρσει M 16 τοῦ *om.* Θ κόγχην *del. Erm.* καὶ^{I} *om.* M κα 18 δίδου νήστει M 19 ἐκπυεῖν Θ 20 ἀμυγδαλαθήρας M 22 ΙΆ *in mg. add.* M *ante* Ὅταν *add.* ΠΛΕΥΡΙ͂ΤΙΣ M 24 ἀναβήσσει M 25 *post* ῥηγμάτων *add.* ἔστι δὲ καὶ αἱματώδης M 27 ἰσχυρὴ *om.* Θ 28 λὺξ Θ ἀποβήσσει M 31 οὐ πάνυ εὐθεράπευτος *scripsi*: οὐ πάνυ θεραπευτος Θ: πάνυ εὐθεράπευτος οὐ M

Fieber gelinder und die Schmerzen geringer sind; wenn aber (der Kranke) entleert und sein Körper schwach ist, so führe man jeden zweiten Tag etwas ab, damit der Körper nicht kraftlos wird und damit die oberen Körperteile Feuchtigkeit in sich behalten; wenn nämlich vom fünften Tag an nach unten viel Feuchtigkeit abgeht, so führt das den Tod herbei; wenn nämlich die Feuchtigkeit nach unten abgeht, werden die oberen Teile trocken, und die Entleerung des Auswurfs nach oben geht nicht vonstatten. Es darf also weder der Unterleib allzusehr stocken, damit die Fieber nicht zu hoch sind, noch allzuviel aus ihm abgehen, damit der Patient den Auswurf nach oben befördern kann und bei Kräften bleibt. Zur Förderung des Auswerfens verabreiche man Mittel am sechsten und achten Tag und auch noch später im Verlauf der Krankheit. Das Mittel bestehe aus weißer Nieswurz, Thapsia, frischem Springgurkensaft, von allem gleich viel.

Wenn aber der Auswurf nicht gut herausbefördert wird, die Atmung 8
beschleunigt ist und dem Kranken die Reinigung nicht gelingt, so sage man voraus, daß keine Hoffnung auf Erhaltung seines Lebens bestehe, falls er nicht die Entleerung fördern könne. Man tue aber außerdem das, was man bei Lungenentzündung tut, falls einem (der Patient) die Darmentleerung gut fördert.

Man kann aber auch vom ersten Tag an auf andere Art behandeln: 9
Man gebe eine Cheramys (20 cm^3) italienische Zehrwurz, eine von Daukos und von Brennessel, drei Finger voll von Senf und Raute und Silphiumsaft so viel wie eine Saubohne; dies mische man in Oxymel und Wasser, seihe es durch und gebe es dem Patienten lauwarm auf nüchternen Magen ein. Sobald er aber einen reinen Auswurf herauszubringen anfängt, soll er eine Cheramys (20 cm^3) Zehrwurz, Sesam und geschälte Mandeln in vermischtem Oxymel trinken; wenn man aber mehr auswerfen lassen will, mische man diesen (Bestandteilen) die Wurzelrinde des Kapernstrauches bei.

16. Wenn jemanden Rippenfellentzündung befällt, so leidet er an folgendem: Die Rippengegend schmerzt, und es suchen ihn Fieber und Frost heim, seine Atmung ist beschleunigt, es befällt ihn Orthopnoe, und er hustet, falls er keine Zerreißungen hat, einen ziemlich galligen Auswurf aus, welcher die Farbe von Granatäpfeln hat; hat er aber Zerreißungen, so wirft er auch etwas Blut aus ihnen aus; bei blutiger Rippenfellentzündung allerdings hat der Patient einen ziemlich blutigen Auswurf. Die gallige Rippenfellentzündung ist leichter, falls der Patient keine Zerreißungen hat; hat er aber solche, so bringt die Krankheit zwar mehr Schmerzen, verläuft aber nicht öfter tödlich. Die blutige Rippenfellentzündung dagegen ist heftig, schmerzhaft und tödlich.

Wenn nun auch noch gleichzeitig Schlucken vorhanden ist und 2
(der Patient) zugleich mit dem Auswurf schwarze Blutklumpen aushustet, so stirbt er am siebenten Tag; wenn er aber zehn Tage übersteht, so wird er zwar von der Rippenfellentzündung geheilt, aber am zwanzigsten Tag stellt sich eine Vereiterung ein, er wirft Eiter aus, erbricht schließlich auch und ist nicht gerade leicht zu behandeln.

3 Εἰσὶ δὲ καὶ ξηραὶ πλευρίτιδες ἄπτυστοι, χαλεπαὶ ⟨δ'⟩ αὗται· αἱ δὲ κρίσιες ὅμοιαι τῇσιν ἄλλῃσιν· ὑγρασίης ⟨δὲ⟩ πλέονος δέονται τῶν ἄλλων ἐν τῷ ποτῷ.

144 4 Αἱ δὲ χολώδεες καὶ αἱματώδεες κρίνουσιν | ἐναταῖαι ἢ δεκαταῖαι, καὶ οὗτοι ὑγιέες μᾶλλον γίνονται. ἢν δὲ κατ' ἀρχὰς μὲν μαλθακαὶ ἔχωσιν ὀδύναι, ἀπὸ τῆς πέμπτης δὲ καὶ ἕκτης ὀξέαι, αὗται τελευτῶσι μέχρι δωδεκάτης, καὶ οὐ μάλα ἀποθνῄσκουσι· κίνδυνος δὲ μάλιστα μὲν μέχρι ἑβδόμης, ἀτὰρ καὶ ἐς τὴν δωδεκάτην· μετὰ δὲ ταύτας ὑγιαίνονται. αἱ δ' ἐξ ἀρχῆς μὲν μαλθακαί, ἀπὸ δὲ τῆς ἑβδόμης καὶ ὀγδόης ὀξέαι, πρὸς τὰς τεσσερεσκαίδεκα κρίνουσί τε καὶ ὑγιαίνονται.

5 Ἡ δ' ἐς τὸν νῶτον πλευρῖτις τοσόνδε διαφέρει τῶν ἄλλων· τὸν νῶτον ὀδυνᾶται ὡς ἐκ πληγῆς καὶ στένει καὶ ἀναπνεῖ ἀθρόον· εὐθὺς δὲ πτύει ὀλίγα, καὶ κοπιᾷ τὸ σῶμα· τρίτῃ δ' ἢ τετάρτῃ οὐρέει ἰχῶρα ὕφαιμον· ἀποθνῄσκει δὲ μάλιστα πεμπταῖος· εἰ δὲ μή, ἑβδομαῖος· ταύτας δὲ διαφυγὼν ζώει, καὶ ἡ νοῦσος ἠπίη καὶ ἧσσον θανατώδης· φυλάσσειν δὲ μέχρι τεσσερεσκαίδεκα· μετὰ δὲ ταύτας ὑγιής.

6 Ἐνίαις δὲ τῶν πλευριτίδων τὸ μὲν σίαλον καθαρόν, ἡ δ' οὔρησις αἱματώδης, οἷον ἀπὸ κρεῶν ὀπτῶν ἰχῶρες, ὀδύναι τε ὀξέαι διὰ τῆς ῥάχιος ἐς τὸ στῆθος καὶ ἐς τὸν βουβῶνα τείνουσιν· οὗτος τὴν ἑβδόμην διαφυγὼν ὑγιής.

7 Ὅταν δὲ τούτων τῶν πλευριτίδων τινὶ προσγένηται τὸν νῶτον ἐρυθριᾶν καὶ τοὺς ὤμους θερμαίνεσθαι καὶ ἀνακαθίζοντα βαρύνεσθαι καὶ ἡ γαστὴρ ἐκταράσσηται χλωρῷ καὶ δυσώδει σφόδρα, οὗτος διὰ τὴν ὑποχώρησιν εἰκοστῇ καὶ μιῇ ἀποθνῄσκει· ταύτας δὲ διαφυγὼν ὑγιής.

8 Οἷσι δ' αἱ πτύσιες εὐθὺς παντοδαπαί εἰσι καὶ τὰ ἀλγήματα πάνυ ὀξέα, οὗτοι τριταῖοι ἀποθνῄσκουσι· ταύτας δὲ διαφυγόντες ὑγιέες· μὴ γενόμενος δὲ ὑγιὴς τῇ ἑβδόμῃ ἢ ἐνάτῃ ἢ δεκάτῃ ἄρχεται ἐμπυΐσκεσθαι·
146 κρέσσον δ' | ἐμπυῆσαι· ἧσσον γὰρ θανατῶδες, ἐπίπονον δέ.

9 Πρὸς δὲ τοῖσι σημείοισι τοῖσιν εἰρημένοισιν ἐν ἑκάστῃ τῶν πλευριτίδων καὶ τάδε χρὴ σκοπεῖσθαι τὴν γλῶσσαν· εἰ μὲν ἐν ἀρχῇ γίνοιτο τρηχείη,

1] *cf.* Hipp. Coac. 375: V p. 664,3 Li. 4sq.] *cf.* Hipp. Coac. 381: V p.664,16sqq. Li. 21–24] *cf.* Hipp. Coac. 374: V p. 662,21sqq. Li. 25–27] *cf.* Hipp. Coac. 373: V p. 662,18sqq. Li. 25 ἀλγήματα] *cf.* Gal. Gloss. Hipp.: XIX p. 74,9sqq. K.

1 *ante* Εἰσὶ *add.* ΞΗΡΑῚ ΠΛΕΥΡΊΤΙΔΕΣ M δ'] δὲ *add.* I: *correxi* 2 ὑγρασίῃσι M δὲ *add. Foes. n. 36, Chart., Ma., Li., Erm.* τῶν ἄλλων δέονται Θ 4 ἢ δεκαταῖαι] καὶ ἐνδεκαταῖαι M 5 καταρχαὶ M 6 *post* αὗται *add.* δὲ M 7 ἀποθνῄσκουσι] ἐκφεύγουσι M μὲν *om.* M 8 δυωκαιδεκάτην M 11 *ante* Ἡ *add.* ΠΛΕΥΡΊΤΙΣ ἘΝ ΝΏΤΩΙ M νῶτον[I]] ὦτον Θ νῶτον[II]] ὦτον Θ 13 δ' *om.* M 14 *post* μή *add.* γε M ζώει] ζῇ μὲν Θ 15 ἠπίη M τεσσερεσκαίδεκα *scripsi*: τεσσέρων καίδεκα Θ: τεσσαρωνκαίδεκα M 16 δὲ *om.* Θ ταῦτα M 17 Ἐνίαις *scripsi*: ἔνιαι Θ: ἐνίη M πλευριτικῶν M 18 ἰχωρῶδες M τε] δὲ M 21 ὦτον Θ 22 ἐρυθριᾶ Θ 26 ἀποθνῄσκουσι *scripsi*: φεύγουσι Θ: θνῄσκουσι M διαφυγὼν Θ ὑγιής Θ 27 *post* ἑβδόμῃ *add.* δὲ Θ *ante* ἐνάτῃ *add.* τῆι M *ante* δεκάτῃ *add.* τῆι M 29 δὲ *om.* Θ 30 *post* γλῶσσαν *add.* πομφόλυγος γὰρ ὑποπελίδνου γινομένης ἐπὶ τῆς γλώσσης, οἷα σιδηρίου βαφέντος εἰς ἔλαιον M *(cf. Hipp. Coac. 378: V p. 664,7sqq. Li.)* γένοιτο Θ

Es gibt aber auch trockene Rippenfellentzündungen ohne Auswurf, 3
diese sind schwer; die Krisen verlaufen genau so wie bei den übrigen Arten; nur was das Trinken betrifft, so bedürfen (diese Patienten) reichlicherer Flüssigkeit als die anderen.

Die galligen und blutigen Rippenfellentzündungen entscheiden sich 4
am neunten oder zehnten Tag, und solche Patienten genesen eher. Wenn die Kranken dagegen zu Beginn unter gelinden, vom fünften und sechsten Tag ab aber unter heftigen Schmerzen leiden, so erreichen diese Rippenfellentzündungen ihr Ende gegen den zwölften Tag, und (die Patienten) sterben nicht eben häufig daran; Gefahr besteht hauptsächlich bis zum siebenten Tag, aber auch bis zum zwölften; nach Ablauf dieser Tage dagegen genesen (die Kranken). Die zu Beginn zwar leichten, vom siebenten und achten Tag an aber schweren Rippenfellentzündungen entscheiden sich in ungefähr vierzehn Tagen, und (die Patienten) genesen.

Die im Rücken auftretende Rippenfellentzündung unterscheidet 5
sich von den übrigen durch folgendes: (der Patient) hat Rückenschmerzen wie nach einem Schlag, er stöhnt und hat eine beschleunigte Atmung; er wirft sogleich geringe Massen aus, und sein Körper ist schlaff; am dritten oder vierten Tag uriniert er eine blutig gefärbte, jauchige Flüssigkeit; meistens stirbt (der Patient) am fünften Tag; wenn nicht, am siebenten; wenn er aber diese Tage überstanden hat, so bleibt er am Leben, und die Krankheit ist leichter und weniger tödlich; man hat aber bis zum vierzehnten Tag (auf den Kranken) zu achten; nach Ablauf dieser Zeit wird (der Patient) wieder gesund.

Bei einigen Arten von Rippenfellentzündung ist der Auswurf rein 6
und der Harn blutig und ähnlich aussehend wie der Saft von gebratenem Fleisch, und heftige Schmerzen ziehen sich durch die Wirbelsäule hindurch nach der Brust und der Leistengegend; ein solcher Patient wird, wenn er dem siebenten Tag entronnen ist, wieder gesund.

Wenn aber bei einer dieser Arten von Rippenfellentzündung außer- 7
dem der Rücken sich rötet, die Schultern heiß werden, (der Patient,) wenn er sich zum Sitzen aufrichtet, eine Schwere fühlt und der Leib durch gelb-grünen und sehr widrig riechenden Kot gestört wird, so stirbt dieser infolge des Durchfalls am einundzwanzigsten Tag; wenn er aber diese Tage überstanden hat, so wird er wieder gesund.

Diejenigen, bei welchen der Auswurf gleich zu Anfang mannigfaltig 8
ist und die Schmerzen sehr heftig sind, sterben am dritten Tag; wenn sie aber diese Tage überstanden haben, werden sie wieder gesund; falls jemand aber nicht gesund wird, dann fängt bei ihm am siebenten, neunten oder zehnten Tag eine Vereiterung an sich einzustellen; besser aber ist es, eine Vereiterung zu bekommen; denn das ist seltener tödlich, wenn es auch mit Schmerzen verbunden ist.

Außer den eben genannten Anzeichen hat man bei jeder einzelnen 9
Rippenfellentzündung auch folgendes an der Zunge zu beachten: wenn (die Zunge) zu Anfang rauh war, so wird die Genesung von der Krankheit

χαλεπωτέρη ἡ ἀπάλλαξις τῆς νούσου, καὶ ἀνάγκη αἷμα ἀποβῆξαι ἐν τῇσιν ἡμέρῃσιν, ἐν ᾗσι δεῖ· εἰ δὲ προκεχωρηκυίης τῆς νούσου γίνοιτο, αἱ μὲν κρίσιες ἐς τὴν τετάρτην καὶ δεκάτην ἡμέρην, ἀνάγκη δὲ πτύσαι αἷμα.

10 Ἔχει δὲ ὧδε περὶ τῆς ἀπαλλάξιος· εἰ μὲν τριταίῳ ἄρχοιτο πεπαίνεσθαι καὶ πτύεσθαι, θάσσους αἱ ἀπαλλάξιες· εἰ δ' ὕστερον πεπαίνοιτο, ὕστερον καὶ αἱ κρίσιες γίνονται, ὡς ἐν τοῖσι τῆς κεφαλῆς σημείοισι. τὰ δ' ἀλγήματα τὰ ἐν ἁπάσῃσι τῇσι πλευρίτισιν ὡς ἐπὶ τὸ πολὺ κουφίζει μεθ' ἡμέρην μᾶλλον ἢ νύκτωρ.

11 Θεραπεύειν δὲ χρὴ τὰς πλευρίτιδας ὧδε· τὰ μὲν πολλὰ ὡς τὴν φρενῖτιν καὶ τὴν περιπλευμονίην, πλὴν λουτροῖσί τε χρῆσθαι θερμοῖσι καὶ οἴνοισι γλυκέσιν. ἢν μὲν οὖν τῇ πρώτῃ ἢ τῇ ἐπιούσῃ λάβῃς τῆς λήψιος, ἢν μὲν ὑπεληλύθῃ ἡ κόπρος καθαρὴ ἢ ἀτρέμα χολώδης καὶ ὀλίγη, ὑποκλύσαι θαψίῃ· ἢν δὲ κινηθεῖσα ἢ λυθεῖσα ἡ κοιλίη τὴν μὲν νύκτα χαλάσῃ, τῇ δ' ὑστεραίῃ ὀδύνη καὶ στρόφος ἔχῃ, πάλιν ὑποκλύσαι.

12 Ἢν δ' ὁ κάμνων χολώδης ᾖ τῇ φύσει καὶ ληφθῇ τῇ νούσῳ ἀκάθαρτος ἐών, πρὶν ἀναπτύεσθαι τὸ σίαλον χολῶδες, καὶ τῷ φαρμάκῳ καθῆραι τὴν χολὴν εὖ· πτύοντι δὲ ἤδη χολώδεα, μὴ δίδου τὸ φάρμακον· ἢν γὰρ δῷς, τὸ πτύσμα οὐ δυνήσεται ἄνω ἀνιέναι, ἀλλ' ἑβδομαῖος ἢ ἐναταῖος ἀποπνιγήσεται. ἢν δὲ πρὸς τῇ ἐν τῇσι πλευρῇσιν ὀδύνῃ καὶ τὰ ὑποχόνδρια ἀλγέῃ, |
148 ὑποκλύσαι τε καὶ πιεῖν νήστι δοῦναι ἀριστολοχίαν καὶ ὕσσωπον καὶ κύμινον καὶ σίλφιον καὶ μήκωνα λευκὴν καὶ ἄνθος χαλκοῦ καὶ μέλι καὶ ὄξος καὶ ὕδωρ.

13 Πρὸς μὲν τὰ φάρμακα οὕτω δεῖ ποιέεσθαι τὰς θεραπείας τὰς πρώτας· τὰ δ' ἄλλα ὧδ' ἔχει· λούειν πολλῷ θερμῷ πρὸς δύναμιν τὴν τοῦ κάμνοντος πλὴν κεφαλῆς, καὶ ὅταν αἱ κρίσιες ὦσι, τὰ ὀδυνώμενα χλιαίνειν ὑγρῇσι πυρίῃσιν ὑπαλείφων ἐλαίῳ. ὅταν δὲ καταιγίζωσιν αἱ νοῦσοι, ἡσυχάζειν καὶ τὸν κάμνοντα καὶ τὸν ἰητρὸν τῇσι θεραπείῃσιν, ὅπως μὴ ἐξεργάσηταί τι κακόν· πτισάνης δὲ χυλὸν κάθεφθον διδόναι ὀλίγῳ παχύτερον μελιχρὸν ποιέων. μετὰ δὲ τὰ λουτρὰ καὶ οἶνον γλυκὺν ὑδαρέα προπίνειν, μὴ ψυχρόν, ὀλίγον ἐκ βομβυλίου ⟨οὐκ⟩ εὐρυστόμου. καὶ ὅταν βῆχες ἐπίωσιν, ἐπιπίνειν καὶ χρέμπτεσθαι ὡς μάλιστα, καὶ τῷ ποτῷ ὑγραίνειν, ἵνα ὁ πλεύμων ὑγρότερος ἐὼν ῥᾷον καὶ θᾶσσον ἀποδιδῷ τὸ πτύσμα καὶ ἡ βὴξ ἧσσον πονέῃ·

4–6] *cf.* Hipp. Coac. 379: V p. 664,10sqq. Li.   6 ἀλγήματα] *cf.* Gal. Gloss. Hipp.: XIX p. 74,9sqq. K.   26–28] *cf.* [Gal.] De diaeta Hipp. in morb. acut. 1: CMG V 9,1 p. 369,5sq. 8: CMG V 9,1 p. 386,12sqq.   26 καταιγίζωσιν] *cf.* Erotian. K 57: p. 54,15sqq. Nachm.   30 βομβυλίου] *cf.* Erotian. B 10: p. 29,1sqq. Nachm. Gal. Gloss. Hipp.: XIX p. 89,4sq. K.   32 ῥᾷον] *cf.* Gal. Gloss. Hipp.: XIX p. 134,8sq. K.

2 *post* δὲ *add.* καὶ M   προκεχωρηκοιης Θ   γένοιτο M   5 ξύεσθαι Θ   7 ὡς – πολὺ] πολλὸν Θ   9 θεραπεία *in mg. add.* M   ὡς] ἐς Θ   φρενῖτιν] πλευρῖτιν Θ   10 τε *om.* M   11 ἐπιλήψιος M   13 ἢ λυθεῖσα *om.* M   16 τὴν *om.* M   17 ἐκπτύοντι M   19 *ante* ἢν *add.* ’ΕΑΝ ΚΑΙ ΤΑ ‘ΥΠΟΧΟΝΔΡΙΑ ’ΑΛΓΗΙ M   ὀδύνῃσι M   καὶ *om.* Θ   20 δοῦναι νήστει M   24 τὴν *om.* Θ   25 ὦσι] εἰσι M   26 περιῃσιν Θ   ὅτι ὅτε καταιγίζωσιν αἱ νοῦσοι. ἡσυχάζειν δεῖ· *in mg. add.* M   27 κατεργάσηταί M   28sq. μελιχροποιέων M   29 *post* γλυκὺν *add.* καὶ M   30 οὐκ *add.* *Foes. n. 42, Chart., Ma., Li., Erm.*   32 ῥηιδίως Θ

schwieriger, und die Betreffenden müssen an den Tagen, an welchen es
geschehen muß, Blut aushusten; wenn das aber zu einer Zeit geschieht,
zu der die Krankheit fortgeschritten ist, so ziehen sich die Krisen bis
zum vierzehnten Tag hin, und (der Patient) muß Blut auswerfen.

Folgendermaßen steht es mit der Genesung: wenn der Auswurf 10
am dritten Tag reif und ausgehustet zu werden beginnt, so erfolgt die
Genesung rascher; wenn er dagegen später reif wird, treten auch die
Krisen später ein, wie bei den auf den Kopf bezüglichen Anzeichen. Die
Schmerzen sind bei allen Arten von Rippenfellentzündung in der Regel
am Tag geringer als in der Nacht.

Die Rippenfellentzündungen muß man auf folgende Art behandeln: 11
zum größten Teil so wie die Phrenitis und die Lungenentzündung, außer
daß man Warmwasserbäder anwendet und Süßweine verabreicht. Wenn
man den Kranken am ersten oder am zweiten Tag nach dem Anfall in
Behandlung nimmt, so muß man ihm, falls unvermischter oder nur
wenig mit Galle vermischter Kot in geringer Menge abgegangen ist, ein
Klistier von Thapsia geben; wenn der in Bewegung versetzte und ent-
leerte Darm während der Nacht schlaff ist, am folgenden Tag aber
Schmerz und Kolik (den Kranken) heimsuchen, so muß man ihm wiederum
ein Klistier geben.

Wenn der Kranke eine gallige Natur hat und in ungereinigtem 12
Zustand von der Krankheit ergriffen wird, so muß man, bevor er galligen
Auswurf aushustet, ebenfalls durch ein Abführmittel die Galle gründlich
entleeren; wenn er dagegen bereits gallige Massen auswirft, so gebe man
ihm kein Abführmittel ein; denn wenn man ihm eines gibt, wird er den
Auswurf nicht nach oben befördern können, sondern am siebenten oder
neunten Tag ersticken. Wenn, abgesehen von den Schmerzen in der
Rippengegend, auch das Hypochondrium schmerzt, so muß man ein
Klistier geben und dem Kranken auf nüchternen Magen Osterluzei,
Ysop, Kümmel, Silphiumsaft, weißen Mohn, Kupferblüte, Honig, Wein-
essig und Wasser zu trinken geben.

So muß man, was die Medikamente betrifft, die erste Behandlung 13
einrichten; mit den übrigen Maßnahmen aber verhält es sich folgender-
maßen: Man muß dem Patienten je nach seinen Kräften ein reichliches
Warmwasserbad geben, den Kopf ausgenommen, und wenn die Krisen
stattfinden, die schmerzenden Stellen durch feuchte Umschläge erwärmen,
nachdem man sie mit Öl eingerieben hat. Wenn aber die Krankheits-
zustände dem Kranken arg zusetzen, muß sowohl er selbst sich ruhig
verhalten als auch der Arzt mit seiner Behandlung innehalten, damit er
nichts Schlimmes anrichte; man gebe aber gekochten, etwas dickeren
Gerstensaft, den man mit Honig gesüßt hat. Nach den Bädern aber gebe
man auch mit Wasser vermischten Süßwein in nicht kaltem Zustand zu
trinken, und zwar immer nur wenig aus einem kleinen Pokal mit enger
Öffnung. Sooft (den Patienten) Husten befällt, trinke er und werfe so
viel wie möglich aus, auch feuchte man mit Getränk an, damit die
feuchter werdende Lunge leichter und schneller den Auswurf abgibt
und der Husten weniger belästigt; man mische den Saft eines süßen

καὶ ῥοιῆς δὲ γλυκείης ἢ οἰνώδεος χυλὸν γάλακτι αἰγείῳ ὀλίγῳ καὶ μέλιτι μιγνύς, κατὰ σμικρὸν πολλάκις δίδου νύκτωρ τε καὶ μεθ' ἡμέρην· καὶ ὕπνον δ' ὡς μάλιστα διακωλύειν, ἵνα κάθαρσις γίνηται θάσσων τε καὶ πλείων.

14 Τὴν δὲ αἱματώδεα πλευρῖτιν θεραπεύειν οὕτω· μετὰ τὰς κρίσιας ἀνακομίζειν σιτίοισι κούφοισι καὶ ἡσυχάζειν καὶ φυλάσσεσθαι περισσῶς ἀνέμους, ἡλίους, πλησμονάς, ὀξέα, ἁλυκά, λιπαρά, καπνόν, φύσας τὰς ἐν τῇ κοιλίῃ, πόνους, λαγνείας· ἢν γὰρ ὑποτροπιάσῃ, ἀποθνήσκει.

15 Ἐν δὲ τῇσι πτύσεσιν, ἢν ὀδύνη τ' ἔχῃ καὶ μὴ δύνηται ἀποπτύειν,
150 νήστι δίδου ἄνθος χαλκοῦ ὅσον κοτινάδα | καὶ ὀποῦ σιλφίου ἥμισυ καὶ τριφύλλου καρπὸν ὀλίγον ἐν μέλιτι λείχειν· ἢ πεπέριος κόκκους πέντε καὶ ὀποῦ σιλφίου ὅσον κύαμον καὶ μέλι καὶ ὄξος καὶ ὕδωρ πίνειν χλιαρὸν νήστι δίδου· τοῦτο καὶ τὰς ὀδύνας παύει.

16 Ἢν δὲ μὴ δύνηται πτύειν κατὰ λόγον, ἀλλ' ἐνίσχηται αὐτῷ καὶ ῥέγκῃ ἐν τοῖσι στήθεσιν, ἄρου τοῦ μεγάλου ῥίζης χηραμύδα καὶ ἔλαιον ἐν μέλιτι λεῖξαι, ἐπιρρυφεῖν δὲ ὄξος κεκρημένον. ἄλλο ἰσχυρόν· ἄνθος χαλκοῦ ὅσον κύαμον καὶ λίτρον ὀπτὸν διπλάσιον καὶ ὕσσωπον, ὅσον τοῖσι τρισὶ δακτύλοισι λαβεῖν, μέλιτι μίξας, καὶ ὕδωρ καὶ ἔλαιον σμικρὸν ἐπιστάξας, χλιήνας ἐν χηραμύδι, ἐγχεῖν ἵνα μὴ ἀποπνίγῃ. καὶ ἐν περιπλευμονίῃ, ἢν μὴ καθαίρηται, τοῦτο ἐγχεῖν.

17 Ἢν δὲ μήτε ῥέγκῃ μήτε πτύῃ ὡς δεῖ, καππάριος καρποῦ, ὅσον τοῖσι τρισὶ δακτύλοισι λαβεῖν, καὶ πέπερι καὶ λίτρον ὀλίγον καὶ μέλι καὶ ὄξος καὶ ὕδωρ μίξας, τοῦτο χλιαρὸν ἐπιρρυφεῖν· τὴν δὲ ἄλλην ἡμέρην ὕσσωπον ἐν ὄξει καὶ μέλιτι καὶ ὕδατι ἀναζέσας ἐπιρρυφεῖν. τοῦτο καὶ τοῖσι ῥέγκουσι διδόναι καὶ μὴ δυναμένοισι καθαίρεσθαι. εἰ δ' ἰσχυρότερον βούλοιο ποιέειν, ὑσσώπου καὶ νάπυος καὶ καρδάμου [κόγχην] χηραμύδα τρίψας ἐν μέλιτι καὶ ὕδατι ἀναζέσας καὶ διηθήσας ἐπιρρυφεῖν χλιαρὸν δίδου.

18 Οὕτω ταῦτα τὰ νοσήματα θεραπευθέντα ὑγιᾶ γίνεται, ἢν μή τι τοῦ πτύσματος ὑπολειφθὲν ἐν τῷ πλεύμονι πύον γίνηται, ὑφ' οὗ βήσσουσι ξηρὰ βήχια, καὶ πῦρ καὶ φρίκη ἴσχει καὶ ὀρθοπνοίη, καὶ πυκινὸν ἀναπνεῖ καὶ ἀθρόον, καὶ ἡ φωνὴ βαρυτέρη ὀλίγῳ καὶ εὐχροίη σὺν τῇ θέρμῃ τὸ πρόσωπον ἴσχει· προϊόντος δὲ τοῦ χρόνου μᾶλλον καὶ ἡ νοῦσος σαφὴς
152 δηλοῦται. τοῦτον εἰ ἐντὸς τῶν δέκα ἡμερέων λάβοις, | θερμήναντα χρὴ διαίτῃ καὶ θερμῷ λουτρῷ ἐγχέαι ἐς τὸν πλεύμονα, ὅ τι πύον ἄξει, καὶ

14 χηραμύδα] *cf.* Erotian. X 15: p. 95,1sqq. Nachm. 25 κόγχην] *cf.* Gal. Gloss. Hipp.: XIX p. 113,1 K. χηραμύδα] *cf.* Erotian. X 15: p. 95,1sqq. Nachm.

2 τε] δὲ Θ 3 γένηται M θάσσον Θ 4 οὕτω] ὧδε M *post* μετὰ *add.* δὲ M 6 ἡλίους, ἀνέμους M 7 ὑποτροπιασμός *in mg. add.* M 8 ἀποπύειν M 10 καρποῦ M 13 *ante* αὐτῷ *add.* ἐν M 14 ἐν μέλιτι] συμμέλιτι M 15 λίξαι Θ: *correxi*: μίξαι M 17 μέλι Θ 18 *post* χηραμύδι *add.* δι' M *(erasum)* 21 ὀλίγον *om.* Θ 22 ὕσσωπον *om.* M 24 βούλοιτο Θ 25 κόγχην *del. Erm.* *post* κόγχην *add.* ἢ M 26 *post* ὕδατι *add.* καὶ M 28 γένηται M 29 ὀρθοπνοῖ Θ *post* ὀρθοπνοίη *add.* ἔχει M 29sq. καὶ ἀθρόον ἀναπνεῖ M 30 χροιὴ M 31 σάφα M 33 λουτρῶι θερμῶι M

oder weinartigen Granatapfels mit ein wenig Ziegenmilch und Honig und reiche dies häufig in kleinen Mengen nachts und am Tage; Schlaf suche man möglichst zu verhindern, damit die Reinigung schneller und ausgiebiger wird.

Die blutige Rippenfellentzündung hat man auf diese Weise zu behandeln: nach Eintritt der Krisen lasse man (den Kranken) sich durch leichte Speisen erholen, sich ruhig verhalten und sich sorgsam vor Wind, Sonnenschein, Übersättigung, Scharfem, Salzigem, Fettem, Rauch, Blähungen im Leib, Anstrengungen und Geschlechtsverkehr in acht nehmen; denn wenn er einen Rückfall bekommt, so wird er sterben. 14

Und wenn (den Patienten) beim Spucken Schmerz befällt und er nicht auswerfen kann, so gebe man ihm auf nüchternen Magen Kupferblüte, an Menge so viel wie eine wilde Olive, halb so viel Silphiumsaft und ein wenig Erdbeerkleesamen in Honig zum Schlecken; oder man gebe ihm fünf Pfefferkörner, so viel Silphiumsaft wie eine Saubohne, Honig, Weinessig und Wasser auf nüchternen Magen lauwarm zu trinken; diese Behandlung vertreibt ebenfalls die Schmerzen. 15

Wenn der Patient aber nicht in entsprechender Weise auswerfen kann, der Auswurf vielmehr in seinem Körper zurückbleibt und in der Brust Rasselgeräusche verursacht, so lasse man ihn eine Cheramys (20 cm^3) Wurzel der italienischen Zehrwurz und Öl in Honig schlecken und dazu mit Wasser versetzten Weinessig trinken. Ein anderes kräftiges Mittel: Kupferblüte so viel wie eine Saubohne, doppelt so viel geröstete Soda und drei Finger voll Ysop mische man mit Honig, schütte ein wenig Wasser und Olivenöl hinzu, erhitze es in einer Muschelschale und gieße es ein, damit er nicht ersticke. Auch bei Lungenentzündung muß man das tun, wenn die Reinigung nicht stattfindet. 16

Wenn (der Patient) aber weder Rasselgeräusche hat noch in gehöriger Weise auswirft, so mische man drei Finger voll Kapernstrauchfrucht, Pfeffer, ein wenig Soda, Honig, Weinessig und Wasser und gebe es, etwas erwärmt, zu trinken; den anderen Tag lasse man (den Patienten) in Weinessig, Honig und Wasser aufgekochten Ysop trinken. Dieses Mittel verabreiche man auch denen, welche Rasselgeräusche haben und nicht auswerfen können. Wenn man aber die Arznei stärker machen will, verreibe man eine Cheramys (20 cm^3) Ysop, Senf und Kresse in Honig, lasse es in Wasser aufkochen, seihe es durch und gebe es, etwas erwärmt, zu trinken. 17

Auf diese Weise behandelt, werden diese Krankheiten geheilt, außer wenn ein in der Lunge vom Auswurf verbleibender Rückstand zu Eiter wird; dadurch bekommen (die Patienten) einen trockenen Husten, es befällt sie Fieber, Schüttelfrost und Orthopnoe, (der Patient) bekommt eine beschleunigte und sehr rasche Atmung, die Stimme wird ein wenig tiefer, und das Gesicht überzieht während der Fieberhitze eine gute Farbe; im weiteren Verlauf der Zeit aber tritt die Krankheit deutlicher hervor. Wenn man einen derartig Erkrankten innerhalb von zehn Tagen in Behandlung nimmt, so muß man ihn durch die Diät und ein warmes Bad erwärmen, ihm eine Arznei, welche den Eiter herausbefördert, in die 18 τοῖσιν ἄλλοισι χρῆσθαι τοῖσι τὸ πύον ἄγουσι, καὶ διαιτᾶν ὡς ἔμπυον, καὶ τὴν κεφαλὴν ἀποξηραίνειν, ἵνα μὴ ἐπιρρέῃ.

19 Ἢν δὲ τῷ ἐγχύτῳ μὴ σήπηται καὶ ἀνάγηται τὸ πύον, ῥήγνυται αὐτῷ ἐκ τοῦ πλεύμονος ἐς τὸν θώρηκα, καὶ μετὰ τὴν ῥῆξιν δοκέει ὑγιὴς εἶναι, ὅτι ἐκ τῆς στενοχωρίης ἐς τὴν εὐρυχωρίην ἦλθε τὸ πύον καὶ τὸ πνεῦμα, ὃ ἀναπνέομεν, ἕδρην ἔσχεν ἐν τῷ πλεύμονι· προϊόντος δὲ τοῦ χρόνου τὰ στήθεα πύου πληροῦται, καὶ αἱ βῆχες καὶ οἱ πυρετοὶ καὶ τἆλλα ἀλγήματα πάντα μᾶλλον πιέζει, καὶ ἡ νοῦσος διαδηλοῦται. τοῦτον μετὰ τὴν ἔκρηξιν ἐᾶσαι δεῖ δεκαπέντε ἡμέρας, ὅπως πάλιν πεπανθῇ τὸ πύον· ἅτε γὰρ ἐς εὐρυχωρίην ἐλθὸν ἀνέψυξέ τε καὶ τὸ ὑπάρχον ὑγρὸν ἐν τῷ θώρηκι προσηγάγετο πρὸς ἑωυτὸ ὥστε αὐτὸ ἡμισαπὲς εἶναι. ἢν μὲν οὖν αὐτόματον ἄρξηται πτύεσθαι ἐν τούτῳ τῷ χρόνῳ, ἢ φαρμάκοισι τιμωρέειν ἢ ποτοῖσιν, ἐν ⟨δὲ⟩ τῇσι τελευταίῃσιν ἡμέρῃσι τῶν ἡμερέων τῶν πεντεκαίδεκα σπεύδειν ἀναστῆναι πρὶν μᾶλλον τρύχεσθαι τὸ σῶμα, φυλάσσων καθαρὴν τὴν κεφαλὴν τῶν ἐπιρροῶν εἵνεκεν.

20 Ἢν δὲ μὴ πτύηται, ἀποσημήνῃ δ' ἐς τὰς πλευράς, τάμνειν ἢ καῦσαι. ἢν δὲ μήτε πτύηται μήτ' ἀποσημήνῃ ἐς τὰς πλευράς, λοῦσαι πολλῷ καὶ θερμῷ καὶ νῆστιν καὶ ἄποτον καθίσας ἐπὶ ἕδρης ἀκινήτου ἕτερος μὲν τῶν ὤμων ἀναλαβέτω, αὐτὸς δὲ σεῖε, τὸ οὖς παραβαλὼν πρὸς τὰς πλευράς,
154 ἵνα εἰδῇς, ὁποτέρωθεν ἀποσημαίνει· βούλου δὲ μᾶλλον πρὸς τὰς | ἀριστεράς· θανατωδέστερον γὰρ καίειν καὶ τάμνειν ἐς τὰς δεξιάς· ὅσῳ γὰρ ἰσχυρότερά ἐστι τὰ δεξιά, τόσῳ καὶ τὰ νοσήματα αὐτοῖσιν ἰσχυρότερα γίνεται.

21 Ἢν δὲ ὑπὸ πάχεος τὸ πύον μὴ κλυδάζηται μηδὲ ψοφέῃ ἐν τῷ στήθει, πυκινὸν δὲ ἕλκῃ τὸ πνεῦμα καὶ οἱ πόδες ἐποιδέωσι καὶ βήχιόν τι προσῇ, μὴ ἐξαπατάτω, ἀλλ' εὖ ἴσθι πλήρη ἐόντα τὸν θώρηκα πύου· ἐς οὖν Ἐρετριάδα γῆν ὑγρὴν καὶ λ⟨ε⟩ίην τετριμμένην καὶ χλιαρὴν ἐμβάψας ὀθόνιον λεπτόν, περικάλυψον κύκλῳ τὸν θώρηκα, καὶ ὅπου ἂν πρῶτον ξηραίνηται, ταύτῃ χρὴ καίειν ἢ τάμνειν ὡς ἐγγυτάτω τῶν φρενῶν, φυλασσόμενος αὐτῶν τῶν φρενῶν. ἢν δὲ βούλῃ, ἀλείφων τῇ Ἐρετριάδι σκόπει ὁμοίως ὡς ἐν τῷ ὀθονίῳ· πολλοὶ δὲ ἅμα ἀλειφόντων, ἵνα μὴ τὰ πρῶτα ἀλειφόμενα ἀποξηραίνηται.

8 ἀλγήματα] *cf.* Gal. Gloss. Hipp.: XIX p. 74,9sqq. K.

3 δὲ] δ' ἐν M σήπηται καὶ *om.* M 6 ὃ] ὦ(ι) ΘM: *corr.* I 7 αἱ *om.* M οἱ *om.* M 8 πάντα *om.* Θ *post* πιέζει *add.* αὐτὸν M 9 δεῖ δεκαπέντε] δὲ καὶ πέντε Θ 10 *post* ἐλθὸν *add.* τὸ πύον M 12 ἢ] ἢν μὴ M τιμωρέειν *om.* Θ 13 δὲ *add.* *Lind.*, *Li.*, *Erm.* 15 τὴν κεφαλὴν καθαρὴν M 16 ἀ^{πο}σημαίνηται M ταμέειν M 17 ἀποσημαίνηται M λούσας M 18 καὶ^{I} *om.* M 19 παραβάλλων M 20 ἵνα εἰδῇς] ἢν ἰδῇς M 21 ἐς τὰς δεξιάς] πρὸς τὰ δεξιά M ὍΤΙ ΤΑ ΔΕΞΙÀ ΔΥΣΙΑΤΌΤΕΡΑ *in mg. add.* M ὅσῳ] ὁπόσωι M *post* γὰρ *add.* αὐτὰ M 22 *ante* αὐτοῖσιν *add.* ἐν M 23 πύον] ὑγρὸν M ψοφέῃ] ψόφος ἦι M 24 ἕλκει Θ 25 οὖν Ἐρετριάδα] συνερετρίδα M 26 γῆν] τὴν Θ λίην *codd.*: *corr.* *Li.*, *Erm.* ἐπιβάψας M 28 τάμνειν ἢ καίειν M

Lunge eingießen, die übrigen den Eiterauswurf befördernden Mittel anwenden, ihm eine Diät verordnen wie einem an einem Empyem Erkrankten und den Kopf trocken machen, damit nichts (zur Brust) hinfließen kann.

Falls durch den Einguß weder ein Faulen noch ein Auswerfen des 19
Eiters herbeigeführt wird, findet bei ihm ein Durchbruch desselben aus der Lunge in die Brusthöhle statt, und nach dem Durchbruch ist (der Kranke) anscheinend genesen, weil der Eiter aus dem engen Raum in den weiten Raum gelangt ist und die Luft, die wir einatmen, ihren Sitz in der Lunge hat; nach einiger Zeit aber füllt sich die Brust mit Eiter, der Husten, das Fieber und alle sonstigen 'schmerzhaften Erscheinungen machen (dem Kranken) mehr zu schaffen, und die Krankheit kommt deutlich zum Vorschein. Einen solchen muß man fünfzehn Tage lang nach dem Durchbruch in Ruhe lassen, damit der Eiter wiederum reif wird; denn da er in einen weiten Raum gelangt ist, hat er sich abgekühlt und das in der Brusthöhle befindliche Feuchte zu sich herangezogen, so daß er nur halbfaul geworden ist. Wenn der Patient nun innerhalb dieser Frist von selbst auszuwerfen beginnt, so komme man mit Arzneien oder mit Getränken zu Hilfe, und an den letzten dieser fünfzehn Tage bemühe man sich, daß (der Kranke) aufstehe, bevor sein Körper zu sehr ausgezehrt ist, und des Zufließens wegen habe man darauf acht, daß der Kopf rein bleibt.

Wenn dagegen der Patient nicht auswirft, wohl aber der Zustand 20
des Körpers auf die Rippengegend hindeutet, so muß man schneiden oder brennen. Wenn er aber weder auswirft noch der Zustand des Körpers auf die Rippengegend hindeutet, so bade man ihn in reichlichem warmem Wasser und lasse ihn, solange er noch nüchtern ist und noch nichts getrunken hat, auf einem unbeweglichen Sitz Platz nehmen, ein anderer ergreife ihn an den Schultern, man selbst aber schüttele ihn, wobei man das Ohr an die Rippengegend legt, um zu erfahren, auf welcher Seite das Anzeichen auftritt; erwünschter ist es aber, daß es auf der linken Seite auftritt; denn das Brennen und Schneiden auf der rechten Seite ist öfter tödlich; denn in dem Maße, wie die rechts gelegenen Teile stärker sind, sind auch die Krankheiten stärker, die in ihnen auftreten.

Wenn der Eiter infolge seiner Dicke nicht hin- und herfließt und auch 21
kein Geräusch in der Brust ist, (der Patient) aber rasch nacheinander atmet, die Füße anschwellen und außerdem ein leichter Husten vorhanden ist, so täusche man sich nicht, sondern wisse wohl, daß die Brusthöhle mit Eiter angefüllt ist; man tauche deshalb in feuchte, fein zerriebene, lauwarme eretrische Erde ein Stück feine Leinwand, umhülle damit den Brustkorb ringsum, und an derjenigen Stelle, wo die Leinwand zuerst trocken wird, muß man brennen oder schneiden, möglichst nahe am Zwerchfell, wobei man sich vor dem Zwerchfell selbst in acht nehme. Wenn man aber will, reibe man nur mit eretrischer Erde ein und passe in gleicher Weise auf wie bei dem Stück Leinwand; freilich müssen dann viele Personen zu gleicher Zeit einreiben, damit nicht die zuerst eingeriebenen Stellen trocken werden.

22 Μετὰ δὲ τὴν τομὴν ἢ τὴν καῦσιν τῷ μοτῷ τῷ ἐκ τοῦ ὠμολίνου χρῶ, καὶ ἐξίει κατ' ὀλίγον τὸ πύον. ὅταν δὲ μέλλῃς καίειν ἢ τάμνειν, ὑποσημαίνου τὸ αὐτὸ σχῆμα ἔχοντα, ὅπερ ἂν μέλλῃς ἔχοντα τάμνειν ἢ καίειν, ἵνα μὴ ἐξαπατήσῃ ἀνωτέρω γενόμενον ἢ κατωτέρω τὸ δέρμα ἐν τῇ μεταβολῇ τοῦ σχήματος· καὶ τὰς βῆχας φυλάσσειν ἐκ τῆς διαίτης, ὅπως μὴ ἀντισπάσωσι πάλιν ἐς τὸν πλεύμονα τὸ πύον, κακὸν γάρ· ἀλλ' ἐᾶν μετὰ τὴν τομὴν ὡς τάχιστα ὑποξηραίνεσθαι. ἐπειδὰν δὲ δωδεκαταῖος ᾖ κεκαυμένος, ἅπαν ἀφιέναι τὸ λοιπὸν πύον, καὶ ἀπὸ τοῦ ὀθονίου μοτοῦν, καὶ ἀφιέναι δὶς τῆς ἡμέρης τὸ πύον, καὶ τὴν ἄνω κοιλίην ἐκ τῆς διαίτης ὡς μάλιστα ξηραίνειν.

23 Οὕτω χρὴ καὶ τὰς ἐκ τῶν τρωμάτων καὶ ἐκ περιπλευμονίης καὶ ἐκ
156 καταρροῶν μεγάλων ἐκπυήσιας καὶ | προσπεσόντος τοῦ πλεύμονος τῇσι πλευρῇσι σκοπεῖν καὶ θεραπεύειν.

17. Ψυκτήρια δὲ τάδε δίδου ἐπὶ τοῖσι καύσοισι πίνειν, ὅταν βούλῃ· πολλὰ δὲ ἀπεργάζεται· τὰ μὲν γὰρ οὔρησιν ποιέει, τὰ δὲ διαχώρησιν, τὰ δὲ ἄμφω, τὰ δ' οὐδέτερα, ἀλλὰ ψύχει μοῦνον ὡς ἄγγος ὕδατος ζέον ἤν τις ἐπιχέῃ ψυχρὸν ὕδωρ, ἢ ψυχρῷ αὐτὸ τὸ ἄγγος πνεύματι προσαγάγῃ. δίδου δὲ ἄλλα ἄλλοισιν· οὔτε γὰρ τὰ γλυκέα ἅπασι συμφέρει οὔτε τὰ στρυφνά, οὔτε ταὐτὰ πίνειν δύνανται.

2 Τοῦτο μέν· κηρίων ξηρῶν ὅσον δύο κοτύλας βρέχων ὕδατι καὶ ἀνατρίβων γευέσθω, ἕως ἂν ὑπόγλυκυ γένηται· εἶτα διηθήσας, σέλινα ἐμβαλὼν δίδου πίνειν.

3 Τοῦτο δέ· λίνου καρποῦ ὀξύβαφον, ὕδατος κοτύλας δέκα ἐπιχέας, ἑψεῖν ἐν καινῇ χύτρῃ ἐπ' ἀνθράκων ἄζεστον, ἵνα ἀναπνέῃ, ἕως ἂν ὁ χυλὸς ἁπτομένῳ λιπαρὸς γένηται.

4 Τοῦτο δέ· μελικρήτου ὑδαρέος καθεψήσας τὸ ἥμισυ λείπειν· ἔπειτα σέλινα ἐμβαλὼν τοῦτο ψύχων κατ' ὀλίγον δίδου.

5 Τοῦτο δέ· κριθέων Ἀχιλληΐδων κοτύλην αὐήνας, ἄρας τὸν ἀθέρα καὶ πλύνας εὖ, ἐπιχέας χοέα ὕδατος, ἕψε καὶ τὸ ἥμισυ λιπὼν ψύχων δίδου πίνειν.

158 6 Τοῦτο | δέ· Αἰθιοπικοῦ κυμίνου κοτύλης δέκατον μέρος, ἐπιχέας τρία ἡμιχόεα, ἕψε πηλῷ τρηχώδει καταλείψας ἄζεστον, ἕως μέρος τρίτον λίπῃς, καὶ ψύχων δίδου τοῦτο πρὸς πάντα καῦσον καὶ πυρετόν.

27 κριθέων Ἀχιλληΐδων] *cf.* Gal. Gloss. Hipp.: XIX p. 87,10sq. K. Ἀχιλληΐδων] *cf.* Erotian. A 131: p. 26,7sq. Nachm. ἀθέρα] *cf.* Erotian. A 132: p. 26,9 Nachm. Gal. Gloss. Hipp.: XIX p. 70,6sqq. K.

1 κλύσιν Θ 2 καεῖν Θ 3 καίειν ἢ τάμνειν M 5 ἀντισπάσουσι Θ 6 ἐς τὸν πλεύμονα *om.* Θ ἀλλ' ἐᾶν] ἀλλὰ Θ μετὰ *coni. Erm.*: κατὰ *codd.* 7 κεκαυμένος *om.* M 8 πύον] ὑπόπυον Θ μοτοῦ M 9 ὡς *om.* Θ 10 Οὕτω] ὧδε M *post* καὶ^II^ *add.* τὰς M *post* ἐκ^II^ *add.* τῆς M 14 οὔρησι Θ διαχώρησι Θ 15 ἄγγους Θ 17 πᾶσι M 18 ταὐτὰ *scripsi*: ταῦτα Θ: τὰ αὐτὰ M 19 Ᾱ *in mg. add.* M 20 γεύεσθαι Θ ὑπόγλυκυ *in mg. iter.* M ἐνβαλὼν Θ: ἐμβάλλων M: *corr.* I 22 Β̄ *in mg. add.* M ὀξόβαφον ΘM: *corr.* I 23 ἕψει Θ 25 Γ́ *in mg. add.* M λείπειν *om.* Θ 26 ἐπιβάλλων M 27 Δ́ *in mg. add.* M κριθῆς ἀχιλλήης Θ: κριθὰς ἀχιλληΐδας M: *corr. Erm.* αἰθέρα M 28 *ante* χοέα *add.* ὕδατος M ἐπιλείπων M 30 Έ *in mg. add.* M 31 τριχώδει M 31sq. τρίτον μέρος λείπηι M

Nach dem Einschneiden oder Brennen bediene man sich aber eines 22
Tampons aus rohem Leinen und lasse den Eiter allmählich heraus. Wenn man aber brennen oder schneiden will, so achte man darauf, daß (der Patient dabei) dieselbe Stellung hat, die er vorher hatte, als man ihn zu schneiden oder zu brennen anfing, damit einen die bei einer Veränderung der Stellung mehr nach oben oder unten gehende Haut nicht irreführe; man verhüte Hustenanfälle mit Hilfe der Diät, damit diese nicht den Eiter wieder in die Lunge zurückziehen, denn das wäre schlimm; man lasse ihn vielmehr nach dem Schneiden möglichst schnell austrocknen. Wenn aber der zwölfte Tag nach dem Brennen herangekommen ist, lasse man den ganzen übrigen Eiter ab und verstopfe die Wunde mit einem Tampon aus Leinen, und zwar lasse man zweimal am Tag den Eiter ab und trockne mit Hilfe der Diät den Oberleib möglichst gut aus.

Auf diese Art muß man auch die infolge von Verwundungen, Lungen- 23
entzündung, großen Flüssen und Auffallen der Lunge gegen die Rippen entstehenden Vereiterungen untersuchen und behandeln.

17. Folgende kühlende Mittel aber gebe man bei Brennfieber zu trinken, wenn man will; mannigfaltig sind ihre Wirkungen: die einen bewirken nämlich Urinausscheidung, die anderen Stuhlgang, wieder andere beides, noch andere keines von beidem, vielmehr kühlen sie nur so, wie wenn man kaltes Wasser in ein Gefäß mit siedendem Wasser gießt oder das Gefäß selbst der kalten Luft aussetzt. Man gebe aber dem einen dieses, dem anderen jenes Mittel; denn weder sind die süßen Mittel allen zuträglich noch die herben, noch können (alle Patienten) dieselben Mittel einnehmen.

Ein Mittel: man feuchte ungefähr zwei Kotylen (0,5 l) trockene 2
Honigwaben mit Wasser an, zerreibe sie und koste so lange, bis die Mischung etwas süß geworden ist; hierauf seihe man sie durch, füge Sellerie hinzu und gebe das zu trinken.

Ein anderes Mittel: ein Oxybaphon (60 cm³) Leinsamen, hierzu 3
schütte man zehn Kotylen (2,5 l) Wasser, erhitze es in einem neuen Topf auf dem Kohlenfeuer, doch ohne daß es siedet, damit es verdunste, und zwar so lange, bis der Saft bei der Berührung fettig erscheint.

Ein anderes Mittel: man koche mit Wasser vermischtes Oxymel so 4
lange ein, bis nur noch die Hälfte zurückbleibt; hierauf füge man Sellerie hinzu, lasse es abkühlen und gebe es nach und nach ein.

Ein anderes Mittel: man trockne eine Kotyle (0,25 l) Achilleus- 5
gerste, entferne die Grannen und wasche sie gut ab, gieße einen Chus (3 l) Wasser hinzu, koche es, bis die Hälfte davon übrig bleibt, lasse es kalt werden und gebe es zu trinken.

Ein anderes Mittel: ein Zehntel Kotyle (25 cm³) äthiopischen 6
Kümmel, hierzu schütte man drei Hemichoa (4,5 l) (Wasser), erhitze es, nachdem man mit dickem Schlamm bestrichen hat, doch ohne daß es siedet, bis nur noch der dritte Teil übrig ist, lasse es abkühlen und gebe es gegen jede Art Brennfieber und Fieber.

7 Τοῦτο δέ· ὕδωρ ὄμβριον αὐτὸ καθ' αὐτό.

8 Τοῦτο δέ· πτισάνης κοτύλῃ χοέα ὕδατος ἐπιχέας, λείπειν τὸ ἥμισυ ἑψῶν· εἶτα διηθήσας, σέλινα ἐμβαλὼν ψυχρὸν δίδου.

9 Τοῦτο δέ· οἱ σταφίδιοι λευκοὶ οἶνοι ὑδαρέες.

10 Τοῦτο δέ· τρύγες στεμφυλίτιδες σταφιδευταῖαι ὑδαρέες.

11 Τοῦτο δέ· ἀσταφίδος λευκῆς ἄνευ γιγάρτων κοτύλην καὶ πενταφύλλου ῥιζέων χεῖρα πλέην φλάσας, εἴκοσι κοτύλας ὕδατος ἐπιχέας, ἀφεψήσας τὸ ἥμισυ ψυχρὸν δίδου κατ' ὀλίγον.

12 Τοῦτο δέ· κρίμνων κριθέων ἁδρῶν ἡμιχοίνικον ὕδατος χοέα ἐπιχέας· ὅταν ἤδη οἰδέῃ τὰ κρίμνα τρίβειν τῇσι χερσίν, ἕως ἂν λευκὸν τὸ ὕδωρ γένηται, καὶ ἀδιάντου δραχμίδα ἐμβαλὼν ἀπαιθριάσας δίδου.

13 Τοῦτο δέ· ᾠῶν τὸ λευκὸν τριῶν ἢ τεσσέρων κατακυκῶν ἐν ὕδατος χοΐ πινέτω· τοῦτο ψύχει σφόδρα καὶ τὴν κοιλίην ὑπάγει· ἢν δὲ δοκέῃ μᾶλλον ὑπάγειν, τὸν νεοσσὸν προσκατακύκα.

14 Τοῦτο δέ· καχρύων ἡμιχοίνικον εὖ ἀποπλύνας, ἐν ὕδατος χοΐ ζέσας δὶς ἢ τρὶς ψυχρὸν δίδου.

15 Τοῦτο δέ· πτισάνης χυλὸν κάθεφθον λεπτὸν καὶ οἶνον γλυκὺν δίδου· τοῦτο δ' οὐκ ἄγει.

16 Τοῦτο δέ· σικύου πέπονος ἄνευ τοῦ δέρματος πάλην ἐφ' ὕδατι· τοῦτο εὐρέεται καὶ ψύχει καὶ τὴν δίψαν παύει.

160 17 Τοῦτο δέ· ὀρόβους ἐν ὕδατι προεψήσας, εἶτα χύτρην καινὴν | ἐν χύτρῃ μέζονι θεὶς πλέῃ ὕδατος, ἐπιχέας ἕτερον ὕδωρ τοῖσιν ὀρόβοισιν, ἕψε ὀλίγον χρόνον· εἶτα ἀποχέας τὸ τρίτον μέρος, ἐπειδὰν κάθεφθοι ἔωσιν οἱ ὄροβοι, ψύξας δίδου κατὰ κύαθον ἐπιπάσσων τῆς τοῦ σικύου πάλης. καὶ ἐκ τῶν ὀρόβων πάλην· τοῦτο δὲ βεβαίως δίψαν παύει.

18 Τοῦτο δέ· Θάσιον οἶνον παλαιόν, πέντε καὶ εἴκοσιν ὕδατος καὶ οἴνου ἕνα δίδου.

19 Τοῦτο δέ· τρίφυλλον τὸ σικυῶδες ἐν ὕδατι καὶ κρίμνα κριθέων βρέχων δίδου.

20 Τοῦτο δέ· σέλινα ὅσον τρὶς τῇ χειρὶ περιλαβεῖν καὶ γληχοῦς δραχμίδας δύο ἑψῶν ἐν ὄξους κοτύλῃσι δέκα, ἕως τρίτον μέρος λείπῃς· τοῦτο μέλιτι

6 πενταφύλλου] *cf.* Erotian. Π 56: p. 73,12 Nachm. 10 κρίμνα] *cf.* Gal. Gloss. Hipp.: XIX p. 115,3sq. K. 24 σικύου πάλης] *cf.* Erotian. Σ 52: p. 81,19sq. Nachm. 28 κρίμνα] *cf.* Gal. Gloss. Hipp.: XIX p. 115,3sq. K.

1 ΥΔΩΡ ΟΥΡΑΝΙΟΝ *et* ϛ´ *in mg. add.* M ὄμβριον] οὐράνιον M 2 Ζ´ *in mg. add.* M κοτύλη M 3 ἔπειτα M διηθήσας *om.* Θ ἐπιβαλὼν M 4 Η´ *in mg. add.* M 5 Θ´ *in mg. add.* M σταφιδευται Θ: σταφιδευτέαι M: *corr. recc.* 6 Ι´ *in mg. add.* M ἄσταφις λευκὴ *codd.*: *corr. Erm.* τιγαρτῶν Θ κοτύλης Θ: κοτύλη M: *corr. Erm.* 7 χειροπληθῆ M[m.p.] 8 *post* ἥμισυ *add.* λείπων M 9 ΙΑ´ *in mg. add.* M ἁδρῶν *om.* Θ ἡμιχοίνικα M 10 ἀνοιδέηι M 12 ΙΒ´ *in mg. add.* M 13 *post* τοῦτο *add.* δὲ M ὑπάγει – μᾶλλον *om.* M 14 νοσέοντα M πρὸς κατακύκα Θ 15 ΙΓ´ *in mg. add.* M ἡμιχοίνικον καχρύων M 17 ΙΔ´ *in mg. add.* M 18 δ' *om.* M 19 ΙΕ´ *in mg. add.* M πάλης *codd.*: *correxi* 21 Ιϛ´ *in mg. add.* M 24 καὶ *om.* M 26 ΙΖ´ *in mg. add.* M 26sq. ἕνα οἴνου M 28 ΙΗ´ *in mg. add.* M 30 ΙΘ´ *in mg. add.* M 31 ἕως] ὡς M λιπης Θ *post* τοῦτο *add.* δὲ Θ

Ein anderes Mittel: Regenwasser ganz allein für sich. 7

Ein anderes Mittel: zu einer Kotyle (0,25 l) Perlgraupen schütte man 8
einen Chus (3 l) Wasser und koche es, bis nur noch die Hälfte zurückgeblieben ist; hierauf seihe man es durch, füge Sellerie hinzu und gebe es kalt (zu trinken).

Ein anderes Mittel: weißer mit Wasser vermischter Rosinenwein. 9

Ein anderes Mittel: aus Rosinen bereiteter Tresterwein, mit Wasser 10
vermischt.

Ein anderes Mittel: man zerdrücke eine Kotyle (0,25 l) weiße 11
Rosinen ohne Kerne und eine Handvoll Fingerkrautwurzeln, schütte zwanzig Kotylen (5 l) Wasser hinzu, lasse es bis auf die Hälfte einkochen und gebe es in kleinen Mengen kalt (zu trinken).

Ein anderes Mittel: eine halbe Choinix (0,5 l) Graupen von gut aus- 12
gewachsener Gerste, hinzu schütte man einen Chus (3 l) Wasser; wenn die Graupen bereits aufgequollen sind, zerreibe man sie zwischen den Händen, bis das Wasser weiß geworden ist, füge eine Prise Frauenhaar hinzu, setze es unter freien Himmel und gebe es dann (zu trinken).

Ein anderes Mittel: man zerrühre das Weiße von drei oder vier 13
Eiern und trinke es in einem Chus (3 l) Wasser; dieses Mittel kühlt stark und führt ab; wenn man es für gut hält, stärker abzuführen, so mische man das Gelbe bei.

Ein anderes Mittel: eine halbe Choinix (0,5 l) geröstete Gerste 14
wasche man sorgfältig ab, koche sie zwei- oder dreimal in einem Chus (3 l) Wasser ab und gebe das kalt (zu trinken).

Ein anderes Mittel: man gebe dünnen, gut abgekochten Gerstensaft 15
und Süßwein; dieses Mittel führt nicht ab.

Ein anderes Mittel: Pulver der gemeinen Melone ohne Schale mit 16
Wasser; dies fördert die Urinausscheidung, kühlt und vertreibt den Durst.

Ein anderes Mittel: Nachdem man Erven in Wasser abgekocht hat, 17
setze man einen neuen Topf in einen größeren mit Wasser gefüllten Topf, schütte auf die Erven anderes Wasser und koche sie kurze Zeit; hierauf gieße man den dritten Teil ab, nachdem die Erven gut durchgekocht sind, lasse den Rest kalt werden und reiche ihn, indem man in jeden einzelnen Schöpflöffel (40 cm^3) Melonenpulver hineinstreut. Auch Pulver von Erven; dieses Mittel aber vertreibt den Durst sicherlich.

Ein anderes Mittel: man gebe alten thasisohen Wein: fünfund- 18
zwanzig Teile Wasser zu einem Teil Wein.

Ein anderes Mittel: man verabreiche gurkenartigen Erdbeerklee und 19
Gerstengraupen, in Wasser eingeweicht.

Ein anderes Mittel: ungefähr drei Handvoll Sellerie und zwei 20
Prisen Poleiminze koche man in zehn Kotylen (2,5 l) Weinessig so lange, bis nur noch der dritte Teil davon übrig ist; dies mische man mit Honig

καὶ ὕδατι κεραννὺς ὑδαρὲς πινέτω ἀδιάντου δραχμίδα ἐμβαλών· τοῦτο οὖρον ἄγει καὶ τὴν κοιλίην λύει.

21 Τοῦτο δέ· μῆλα εὐώδεα γλυκέα φλάσας καὶ ἐν ὕδατι ἀποβρέξας, δίδου πίνειν τὸ ὕδωρ.

22 Τοῦτο δέ· μῆλα Κυδώνια ὡσαύτως οἷσιν ἂν καὶ ἡ κοιλίη λελυμένη ᾖ ἐπὶ πυρετῷ καυσώδει. ἰκτέρου δ' ἐπιλαβόντος ἀσταφίδος λευκῆς ἄνευ γιγάρτων καὶ ἐρεβίνθων λευκῶν, ἡμικοτύλιον ἑκατέρου, καὶ κριθέων Ἀχιλληΐδων ἴσον, καὶ κνήκου ἴσον, ὕδατος κοτύλας δέκα, καὶ σέλινα, μίνθην, κορίαννον ὀλίγον ἑκάστου ἀνατρίβειν, ἕως ἂν ἀτρέμα γλυκανθῇ, καὶ ἀδιάντου δραχμίδα ὕστερον ἐμβαλὼν αἰθριάσας δίδου. τοῦτο δέ, καὶ τὰ τούτοισιν ὅμοια μιμέεσθαι· πάντα δὲ τῷ πυρέσσοντι ᾐθριασμένα δίδου, πλὴν οἷσιν ἂν αἱ κοιλίαι μᾶλλον τοῦ δέοντος ῥέωσι.

23 Τοῦτο δέ· γληχοῦς δραχμίδας τρεῖς, σελίνου διπλάσιον ἐν οἴνῳ κεκρημένῳ ἑψῶν δίδου· τοῦτο καὶ οὐρέεται καὶ διὰ τῆς κοιλίης χολὴν ἄγει.

7sq. κριθέων Ἀχιλληΐδων] *cf.* Gal. Gloss. Hipp.: XIX p. 87,10sq. K. 8 Ἀχιλληΐδων] *cf.* Erotian. A 131: p. 26,7sq. Nachm.

1 ἐμβάλλων M 3 Κ́ *in mg. add.* M 5 ΚΆ *in mg. add.* M καὶ *om.* M 6 ΚΒ́ *in mg. add.* M 7 δεκατέρου Θ 8 ἀχιληιδων Θ 9 ἀτρέμα] ἠρέμα M 10 ἐμβαλεῖν Θ αἰθριήσας M ΚΓ́ *in mg. add.* M 12 ἀνοισιν Θ 13 ΚΔ́ *in mg. add.* M Τοῦτο] τοῦ Θ γληχρους Θ τρὶς Θ 14 *post* ἄγει *add.* ΠΕΡῚ ΝΟΎΣΩΝ Γ (B̄ Θ: *corr.* $Θ^{m.p.}$) ΘΜ

und Wasser und gebe es in wäßriger Form zu trinken, nachdem man eine Prise Frauenhaar hinzugefügt hat; dieses Mittel fördert die Urinausscheidung und führt ab.

Ein anderes Mittel: man zerstoße wohlriechende süße Äpfel, lasse sie 21 mit Wasser durchziehen und gebe das Wasser zu trinken.

Ein anderes Mittel: Man mache dasselbe mit Quitten bei den Patien- 22 ten, bei denen auch der Leib bei Brennfieber offen ist. Wenn aber jemanden Gelbsucht befällt, so nehme man je eine halbe Kotyle (120 cm^3) weiße Rosinen ohne Kerne und weiße Kichererbsen, ebensoviel Achilleusgerste, ebensoviel Saflor, zehn Kotylen (2,5 l) Wasser, Sellerie, Minze und Koriander, zerreibe von jedem ein wenig, bis die Mischung etwas süß geworden ist, gebe später eine Prise Frauenhaar dazu, setze es unter freien Himmel und verabreiche es. Ferner mache man auch diesen ähnliche Mittel nach; alle aber lasse man unter freiem Himmel stehen, ehe man sie einem Fiebernden reicht, abgesehen von solchen Patienten, bei welchen mehr Leibesfluß vorhanden ist als vorhanden sein soll.

Ein anderes Mittel: drei Prisen Poleiminze und doppelt soviel 23 Sellerie koche man in (mit Wasser) vermischtem Wein und gebe es (zu trinken); dieses Mittel fördert einerseits die Urinausscheidung, andererseits führt es die Galle durch den Leib ab.

KOMMENTAR

S. 70,4 οἰδήσῃ ὑπὸ φλεγμασίης: Dieser Krankheitszustand erscheint in der Vorstellung des Autors als eine lokalisierte Anschwellung des Gehirns. Solch eine Anschwellung könnte mehrere verschiedene Ursachen haben, unter anderem auch infektiöse; denn Fieber gehört gelegentlich zum Syndrom. Das Wort φλεγμασίη enthält wahrscheinlich den Grundbegriff der Krankheit: einen Zustand pathologischer φλέγμα-Produktion.

S. 70,6 τὰ δ' οὔατα – ἀκούει: Der hier erwähnte Tinnitus aurium und die Verminderung der Hörfähigkeit könnten darauf hindeuten, daß das Ohr oder der Nervus octavus in Mitleidenschaft gezogen sind.

S. 70,10 οὗτός: Das Adjektiv θανατώδης wird sonst in Morb. III nur zur Aussage über Krankheiten verwendet (vgl. z. B. oben S. 76,27; 84,19 und 88,15). Wenn es hier auf den Patienten bezogen ist, muß die Bedeutung „ist der Tod zu erwarten" sein. Es wäre vielleicht zu fragen, ob man möglicherweise, dem Text von S. 76,27 entsprechend, οὗτός zu ἡ νοῦσός emendieren sollte, eine Änderung, die der Subjektswechsel in dem nächsten Satz nicht notwendigerweise widerlegen würde (vgl. oben S. 76,27f., wo der folgende Satz mit der Wendung ἀποθνήσκουσι δὲ ... eingeleitet wird). Doch folge ich lieber dem durchaus verständlichen traditionellen Text.

S. 70,10f. οὗτός – κρίσιν: Da die Überlebenszeiten nicht einheitlich sind, handelt es sich bei dieser Beschreibung wahrscheinlich um einen Komplex von Krankheiten, der u. a. Hirntumor und Hirnhautentzündung einschließt.

S. 70,14 ψύχειν τὴν κεφαλήν: Das Auflegen von kalten Umschlägen stellt eine oft wirksame symptomatische Behandlung von lokalisiertem Schmerz dar.

ξυρήσαντα: Das Partizip des Aorists (Θ) ziehe ich aus sprachlichen Gründen vor, da die durch das Partizip ausgedrückte Handlung zu der des Hauptverbums im Verhältnis der Vorzeitigkeit steht. ξύραντα (M) wäre auch als Aoristform möglich (vgl. LSJ, s. v. ξύρω), ist aber sonst als Activum (statt Medium) in früher Zeit nicht belegt.

S. 70,17 αἵματος ἀφαιρέειν: Über die allgemeinen Behandlungsmethoden im CH vgl. Jones, Hippocrates, I, S. XIXf.

κεφαλὴν καθαίρειν: Hier ist eine vom Verfasser für möglich gehaltene Reinigung des Gehirns durch Inhalation gemeint. Diese Behandlung läßt sich leicht von der Grundvorstellung der Krankheit her verstehen: das Gehirn leidet an einem krankhaften Prozeß von Schleimproduktion (φλεγμασίη); durch die Inhalation von reinigenden Substanzen, die durch die Nase zum Gehirn kommen, wird das Gehirn vom Schleim gereinigt; der Schleim läuft dann durch die Nase ab.

σελίνου: Apium graveolens, Sellerie.

S. 70,18 πτισάνης χυλὸν: Ein dünner Saft, der aus Wasser und Perlgraupen zubereitet wurde.

S. 70,20 πληρώσιος τοῦ ἐγκεφάλου: Der Verfasser stellt sich diese Krankheit als eine Anfüllung des Gehirns mit irgendeiner Flüssigkeit vor. Der dadurch entstehende Druck innerhalb des Schädels verursacht die Symptome (heftigen Schmerz und Delirium) und schließlich den Tod. Die Flüssigkeit ist als eine Verunreinigung bezeichnet, was möglicherweise darauf hindeutet, daß sie als mindestens teilweise eitrig gedacht wurde.

S. 70,22 παραφρονέει: Die Compressio cerebri führt zu Delirien, die sofort mit dem Nachlassen der Compressio aufhören; dies zeigt, daß der Verfasser die Denktätigkeit im Gehirn lokalisiert hat.

οὐκ ἂν ἐκφύγοι: Das in diesem Kapitel beschriebene Syndrom könnte viele verschiedene Ursachen haben. Die möglichen Diagnosen lassen sich allerdings leicht in zwei Gruppen unterteilen. Zur ersten Gruppe gehören die Fälle, die von dem Überleben des Patienten gekennzeichnet sind. Diese haben ihre Ursachen höchstwahrscheinlich im Mittelohr. Für die anderen, die tödlich verlaufen, ist eine Ursache innerhalb des Schädels zu suchen, wie z. B. Tumor, Hirnhautentzündung oder intrakraniale Hämorrhagie.

S. 70,22f. ῥαγείη – παύεται: Das hier geschilderte Syndrom läßt sich leicht mit der hochakuten schweren Verlaufsform von Mittelohrentzündung identifizieren.

S. 70,24 πολλὸν καὶ ἄνοσμον: Der Ausfluß bei Mittelohrentzündung ist normalerweise zunächst serös oder serös-blutig, später schleimig-eitrig oder vorwiegend eitrig. Der Verfasser von Morb. III bietet keine Angaben über eine Veränderung des Ausflusses, sondern betont nur dessen Menge und Geruchlosigkeit. Das Wort πύον bedeutet hier (S. 70,23. 25) nicht im eigentlichen Sinne Eiter, sondern einfach Ausfluß.

S. 70,25 εἰδῇς: Vgl. oben S. 94,20, wo ΘI εἰδῇς lesen und MH ἴδῃς. An beiden Stellen wurden die leicht zu verwechselnden Formen in M vertauscht. An der zweiten Stelle, an der aus dem Inhalt hervorgeht, daß ἴδῃς falsch ist (da es offensichtlich um das Hören geht), hat I die Form in richtiger Weise korrigiert. An der vorliegenden Stelle jedoch, an der die Bedeutung „du siehst“ vom Sinn her nicht ausgeschlossen ist, blieb die falsche Form in I unverändert.

S. 70,26 τὴν ἄνω – κοιλίην: Diese Termini müssen, wie sie hier verwendet sind, auf die oberen und unteren Teile des Verdauungskanals bezogen sein und nicht wie in LSJ auf die Brust- und Unterleibshöhlen. Die hier gemeinte Behandlung ist die Reinigung des Magens durch Emesis und des Darms durch Abführung.

λῦσον χωρὶς ἑκατέρην: Diese Stelle ist problematisch auf Grund der Alternative zwischen dem unverständlichen χωρὶς ἑκατέρη (Θ) und der M-Lesart, die verständlicher ist, aber leicht den Verdacht erwecken könnte, daß sie nur eine spätere Korrektur der Θ-Lesart sei.

S. 70,27 πυριᾶν τὴν κεφαλὴν: Die Behandlung dieser Krankheit folgt logisch aus ihrer Ätiologie, wie der Verfasser sie sich vorstellt. Die Krankheit entsteht aus einer Anfüllung des Gehirns, die durch den innerhalb des Schädels verursachten Druck zu den verschiedenen Symptomen führt. Die spezifische Therapie soll also diesen Druck auf zwei Arten vermindern. Erstens: der Abfluß durch die spontane Trommelfellperforation, wodurch Flüssigkeit aus dem Gehirn ausfließen kann, soll durch Ausspülungen der Ohren gefördert werden. Zweitens: der Ausfluß durch die Nase, der auch als von dem Gehirn kommend gedacht ist, soll durch Wasserdämpfe in Gang gebracht werden. Daß diese Behandlungsmethoden tatsächlich auf das Gehirn bezogen sind, wird aus den Worten ἵνα θᾶσσον καθαίρηται ὁ ἐγκέφαλος (S. 72,3f.) deutlich.

S. 72,10 βλητοὶ: Der Ausdruck „vom Schlag Getroffene" entspricht dem Wort nach den modernen Termini Hirnschlag, Schlaganfall und Schlagfluß für dasselbe Syndrom. Der moderne Krankheitsbegriff ist allerdings enger als der antike, und zwar auf Grund der Ätiologie, denn er umfaßt nur Fälle, die durch Störung der Hirndurchblutung verursacht sind.

S. 72,10f. ὁ ἐγκέφαλος – ἀκαθαρσίης: Diese Krankheit ist im Prinzip dieselbe wie die vorige, nur ist sie noch ernster. Kennzeichnend für den Unterschied sind die zahlreichen neurologischen Erscheinungen (z. B. Blindheit, Koma und Delirium), die Beschränkung des Kopfschmerzes auf den vorderen Teil des Kopfes, das Nichteinbeziehen der Ohren und die relativ kurze Überlebenszeit. Auch gibt es allgemeine Zeichen, die auf die Schwere der Krankheit hindeuten: „es hämmert in den Schläfen, sie haben schwaches Fieber und verlieren die Herrschaft über ihren Körper". Sowohl aus den spezifisch neurologischen als auch den allgemeinen Symptomen ist eine Ursache innerhalb des Schädels zu vermuten, z. B. intrakraniale Hämorrhagie oder Apoplexia cerebri.

S. 72,12 θατέρῳ: Diese Blindheit auf einem Auge deutet auf eine Einbeziehung des Auges selbst oder des Nervus opticus distal zum Chiasma opticum hin. Daß die Verfasser der hippokratischen Krankheitsbücher einen ganz differenzierten Einblick in die verschiedenen Arten von Teilblindheit hatten, ist durch die Beschreibungen von Diplopie (Morb. II 15: VII, S. 28,3f. Li.) und, noch erstaunlicher, von homonymer Hemianopsie (Morb. II 12: VII, S. 20,4f. Li.) gesichert.

S. 72,13 ἀφρονέϛ: Vgl. Morb. II 54: VII, S. 82,15 Li.: ἀφρονέει.

S. 72,16 πυριᾶν: Daß hier tatsächlich dieselbe Vorstellung des Krankheitsmechanismus zugrunde liegt wie in Kap. 2, ist durch die Behandlung bewiesen. Wieder soll durch Wasserdampfanwendung und Hervorrufen von Niesen die Reinigung des Gehirns durch die Nase erreicht werden.

S. 72,16f. ταμὼν – ποιέειν: Der Sinn der Worte bleibt unklar. Möglich ist sowohl ein wörtliches Verständnis („Einatmung verschaffen") als auch eine metaphorische Bedeutung („eine Erleichterung verschaffen").

Wird die wörtliche Interpretation zugrunde gelegt, so erhebt sich die Frage, wo man schneiden soll, damit die Einatmung ermöglicht wird. Es gibt in der Parallelbeschreibung von βλητός in Morb. II 25: VII, S. 40,5–7 Li. eine Anweisung, die vielleicht unsere Entscheidung erleichtern könnte: καὶ ἢν μὲν ταῦτα ποιέοντι ῥάων γένηται· εἰ δὲ μή, ταύτῃ γὰρ μόνη ἐλπίς, σχίσαι αὐτοῦ τὸ βρέγμα, καὶ ἐπὴν ἀπορρυῇ τὸ αἷμα, συνθεὶς τὰ χείλεα ἰῆσθαι καὶ καταδῆσαι. Hier wird eine Behandlung durch Schneiden empfohlen, die in schweren Fällen die einzige Hoffnung des Patienten sein soll. Aus der Stelle, an der der Schnitt vorgenommen wird, läßt sich ersehen, daß irgendeine Wirkung auf die Atmung nicht in Frage kommt. Deshalb möchte ich die metaphorische Interpretation vorziehen.

S. 72,17 ἢν δ' ἡ ὀδύνη – ἐμποιέειν: Es ist möglich, daß die hier vorgeschriebene Behandlung für Stirnkopfschmerzen (vgl. oben S. 72,11) aus der Erfahrung mit Fällen von Nasennebenhöhlenentzündungen entstanden ist. Bei solchen Entzündungen klingt nämlich der Kopfschmerz oft erst mit dem Ausfluß der Flüssigkeit aus den Nasennebenhöhlen ab, in denen sie sich zuvor gestaut hatte.

Das hinter dem Wort ἐμποιέειν in M und den M-Deszendenten hinzugefügte χρή stellt einen späteren Versuch dar, den Text deutlicher zu machen. Es ist interessant, daß in der uns überschaubaren Entwicklung der handschriftlichen Tradition immer häufiger χρή zu den als Imperativ dienenden Infinitiven hinzugefügt wurde (vgl. oben S. 82,5).

S. 72,20 σφακελίσῃ ὁ ἐγκέφαλος: „das Gehirn wird nekrotisch". Das Wort σφακελισμός entspricht etwa dem modernen Begriff Nekrose. Im CH ist es fast nur auf zwei Gruppen von Organen bezogen, nämlich auf die Extremitäten und auf das Gehirn. Der Gebrauch des Wortes ist am häufigsten bei Verletzungen, die durch Störung der Durchblutung zu Gangrän der Extremitäten führen. Mehrere solche Fälle sind in den chirurgischen Büchern detailliert beschrieben (vgl. z. B. Fract. 11: II, S. 64,6–65,6 Kw. = III, S. 454,4–456,7 Li. und Art. 50; 69: II, S. 187,15–188,18; 221,12–223,13 Kw. = IV, S. 222,7–224,4; 282,13–286,9 Li.). Zu diesem Gangränsyndrom gehören Dunkelheit des betroffenen Körperteils und große Gefahr sekundärer Infektion, die schnell tödlich sein kann; Fract. 11: II, S. 64,21–65,3 Kw. = III, S. 456,1–4 Li.: ὥς τά γ' ἐκ τοιούτου τρόπου σφακελίζοντα καὶ κινδύνους μεγάλους τῷ σώματι παρέχει πρὸς τῇ ἄλλῃ λύμῃ· καὶ γὰρ πυρετοὶ ὑπεροξέες, συνεχέες, τρομώδεες, λυγγώδεες, γνώμης ἁπτόμενοι καὶ ὀλιγήμεροι κτείνοντες.

Fälle von σφακελισμός des Gehirns sind ebenfalls nicht selten im CH; vgl. z. B. Aër. 10,11: CMG I 1,2, S. 50,23, Aph. VII 50: IV, S. 592,1f. Li., Morb. II 5; 20: VII, S. 12,16–14,7; 34,9–24 Li. Hier handelt es sich auch um eine ähnliche Nekrose, nämlich eine dunkle, die mehr durch Blut als durch einen serösen oder serös-eitrigen Ausfluß gekennzeichnet ist. Daß der Terminus σφάκελος sich auf die Nekrose selbst und nicht auf ihre Ursache bezieht, ist aus der folgenden Galenischen Glosse zu entnehmen: σφάκελος· φθορὰ πᾶσα, καθ' ὃν ἂν γίγνηται τρόπον (XIX, S. 144,1 K.).

S. 72,20f. διά – ῥάχιν: Die Ausdehnung des Schmerzes durch den Hals in den Rücken deutet darauf hin, daß das Stammhirn und eventuell das Rückenmark mit ihren Häuten in Mitleidenschaft gezogen sind.

S. 72,21 ἀνηκουστίη: Zusammen mit der plötzlichen Sprachlosigkeit und dem schnellen Tod deutet dieses Symptom stark auf eine Beschädigung des Gehirns hin. Als Ursache wäre wegen der schnellen Entwicklung der Krankheit entweder eine intrakraniale Hämorrhagie oder eine Hirn- oder Hirnhautentzündung zu vermuten. Daß eine dieser Ursachen aus einem Tumor folgt, wäre möglich.

S. 72,23 ἐκ τῶν ῥινῶν – γίνεται: Diese beiden Symptome scheinen mir sehr gut zu dem dunklen Charakter des σφακελισμός zu passen. Vgl. das Sphakelismosbild in Fract. 11: II, S. 65,3f. Kw.=III, S. 456,4f. Li.: γένοιντο δ' ἂν καὶ φλεβῶν αἱμορρόων πελιώσιες.

S. 72,26 πταρμούς τε ἐμποιέειν: Der Zweck dieses Niesens könnte darin bestehen, die Schleimproduktion zu fördern oder die heilende Epistaxis zu initiieren.

S. 72,27 ῥύφημα: Eine dicke Krankenspeise im Gegensatz zu χολός oder πόμα.

S. 72,29 λήθαργοι: Die hier beschriebene Krankheit zeigt keine spezifischen Symptome, die auf eine Diagnose von Malaria hindeuten könnten, weder paroxysmales Fieber noch Kälte in den Extremitäten noch Schmerz im Hypochondrium noch Splenomegalie.

στάσις – περιπλευμονίη: Daß die Krankheit tatsächlich der Lungenentzündung ähnlich ist, wird durch mehrere Zeichen bestätigt: 1. es befindet sich unter den Symptomen Husten mit reichlicher Schleimproduktion; 2. die Hauptbehandlungsmethode ist die Förderung von Auswerfen; 3. die Patienten, die überleben, bekommen ein Empyem. Als Diagnose käme Miliartuberkulose, perniziöse Malaria oder eine der atypischen Pneumonien in Frage.

S. 72,30 χαλεπωτέρη δὲ: Sowohl das Koma als auch die Entkräftung, die relativ kurze Überlebenszeit (wie sie in der Parallelbeschreibung von λήθαργος in Morb. II 65: VII, S. 100,6 Li. erwähnt wird) und die geringen Überlebenschancen stimmen mit dieser Beurteilung der Krankheit überein.

καὶ οὐ – περιπλευμονίης: Nasse Lungenentzündung ist eine besonders heftige Art dieser Krankheit; vgl. oben S. 84,10f. Unsere Stelle wurde bisher folgendermaßen interpretiert: „et il ne va guère sans une péripneumonie humide" (Littré). Es ist aber schwer zu verstehen, warum der Verfasser in eine Aussage über die Schwere der Schlafsucht diese Bemerkung über eine Komplikation hineinsetzen sollte. Da die nasse Lungenentzündung schwerer ist als die normale, ist es angemessener, ἀπήλλακται im Sinn von „ist . . . verschieden von" zu verstehen.

βαρυτέρη: Diese Lesart (Θ) ist sicher die richtige. Daß diese Krankheit heftiger ist als die Lungenentzündung, wurde schon mit dem Ausdruck χαλεπωτέρη gesagt. Daß sie nicht langsamer ist (βραδυτέρη) als die Lungenentzündung, ist daraus zu schließen, daß nach einer parallelen Beschreibung in Morb. II 65: VII, S. 100,6 Li. die Schlafsucht ihre

Krise innerhalb von sieben Tagen erreicht, während die Lungenentzündung normalerweise mindestens zweimal so lange dauert (vgl. oben S. 84,4).

S. 72,31 καὶ κῶμά μιν: Daß diese Worte in den Text gehören, ist dadurch bewiesen, daß alle anderen Beschreibungen von Schlafsucht im CH Äußerungen über ein vermindertes Bewußtsein enthalten (vgl. z. B. Morb. II 65: VII, S. 100,2f. Li.) und daß ohne diesen Satzteil jener kennzeichnende Bestandteil des Krankheitsbildes fehlen würde.

S. 74,4 ἔμπυος: Vgl. oben S. 84,16f. und den Kommentar dazu.

S. 74,5 καυσώδης: Eine genauere Identifikation dieses Brennfiebers ist sehr problematisch, denn die Beschreibung besteht zum größten Teil aus Symptomen, die für viele Krankheiten mit hohem Fieber charakteristisch sind. Beispiele sind Durst, Trockenheit der Zunge und dunkler Urin. Für die Differentialdiagnose stehen zwei Krankheiten im Vordergrund: perniziöse Malaria und Typhus.

S. 74,6 τὸ δὲ χρῶμα – 8 μελαίνεται: Diese detaillierte Beschreibung der Entwicklung, die an der Zunge stattfindet, ist nicht nur im CH, sondern auch in anderen medizinischen Schriften geläufig; vgl. z. B. Morb. II 63: VII, S. 96,17–19 Li. und Ps.-Galen, Def. med. 188: XIX, S. 399,8f. K. Diese Entwicklung ist nicht spezifisch für irgendeine bestimmte Krankheit, sondern sie ist eine allgemeine Nebenerscheinung des hohen Fiebers bei mehreren Infektionskrankheiten.

S. 74,8f. ἢν – χρονιώτεραι: Veränderungen an der Zunge werden als ein Spiegel des allgemeinen Krankheitsverlaufs in Morb. III mehrmals benutzt; vgl. oben S. 82,29–84,3 und 88,29–90,3. Daß dieses Syndrom keine relativ feste Verlaufszeit hat, stimmt mit der Hypothese überein, daß es eine Zusammenfassung mehrerer Fieberkrankheiten darstellt. Perniziöse Malaria erreicht ihre Krise normalerweise innerhalb der ersten fünf Tage, Typhus dagegen erst in zwei bis drei Wochen.

S. 74,9f. τῆς δ' ἀφέσιος – περιπλευμονίῃ: Vgl. oben S. 84,1ff.

S. 74,10f. καὶ τὰ οὖρα – ἀπονώτερα: Grüner (dunkel, konzentrierter als normal) oder blutiger Urin, dessen Ablassen Schmerzen verursacht, deutet auf eine Miteinbezogenheit des Harnsystems, eine mögliche Komplikation sowohl von perniziöser Malaria als auch von Typhus. In der Parallelbeschreibung von καυσώδης in Morb. II 63: VII, S. 96,19f. Li. wird gesagt, daß auch der Stuhl grün ist, ein Zeichen, das auf Typhus hindeutet.

S. 74,10: Die Verwandlung von χλωρὰ in χολώδεα scheint auf einer systematisierenden und theoretisierenden Tendenz zu beruhen. Durch sie wurde nicht nur eine rein sachliche und empirische Beschreibung in den Bereich des Theoretischen (Viersäftelehre) gebracht, sondern durch diese „Korrektur" wurde auch die gut klingende Parallele χολώδεα – αἱματώδεα gebildet; vgl. oben S. 86,8.

S. 74,11f. καὶ τὸ – ἐστι: Die Festigkeit des Schleims könnte tatsächlich durch einen allgemeinen Feuchtigkeitsverlust, der aus dem hohen Fieber folgt, verursacht sein.

S. 74,12f. πολλάκις – ἀποθνήσκει: Die Gefahr sekundärer Lungenentzündung ist bei ernsten Fieberkrankheiten der Art wie der hier beschriebenen relativ hoch, und diese sekundäre Infektion ist verständlicherweise oft schnell tödlich.

S. 74,16 ὑδροποτέειν: Diese Behandlung ist für einen Patienten, der zu viel Feuchtigkeit ausgeschieden hat, als Ersatztherapie ganz verständlich, aber nicht um eine Emesis zu verursachen, die noch einen weiteren Feuchtigkeitsverlust bedeuten würde. Es ist allerdings möglich, daß der Verfasser den Feuchtigkeitsverlust eher mit Suppen und Wein bekämpfen will.

S. 74,19 ἐᾶν: Der Abbruch der Behandlung während der Krisen ist uns schon einmal in Morb. III begegnet (oben S. 70,28–72,1).

S. 74,22 ὁ πλεύμων – οἰδήσῃ: Dieser pathologische Prozeß ist derselbe wie der im ersten Kapitel von Morb. III beschriebene, nur wird er hier auf die Lungen statt auf das Gehirn bezogen. Ebenso wie im ersten Fall scheint es sich hier nicht um eine Infektion zu handeln, jedenfalls nicht um eine Infektion der Lungen. Das ist aus dem Fehlen von Fieber und Schleim zu erschließen.

S. 74,23 σκληρή: Littré übersetzt „sèche", was richtig zu sein scheint. Das Fehlen von Schleim steht in starkem Kontrast zu den hauptsächlich pneumonischen Krankheiten, wie z. B. Schlafsucht, Lungenentzündung und Rippenfellentzündung, bei denen der Auswurf erwähnt und sogar beschrieben wird.

ὀρθοπνοίη: Vgl. oben S. 86,23. Dieses Zeichen von Herzinsuffizienz braucht nicht auf eine primäre kardiale Ursache hinzudeuten.

S. 74,24 ἵππος δραμών: Dieser Ausdruck kommt auch in der hippokratischen Schrift Int. vor (Kap. 7: VII, S. 184,4 Li.), und zwar in allen Handschriften.

S. 74,25f. βάρος ἐνεῖναι: Vgl. oben S. 82,24f. und den Kommentar dazu.

S. 74,28 ταῦτα: Dieses Wort deutet auf νῶτον, στήθεα und πλευράς zurück und ist sicher dem merkwürdigen Ausdruck τὰ ὦτα (Θ) vorzuziehen. ταύτῃ wäre vielleicht noch besser.

S. 74,28 καὶ – 30 ἐμπίπτει: Dieser Hautausschlag ist das wichtigste Symptom für die Identifikation der Krankheit. Die hier beschriebenen Rötungen befallen nur den oberen Rumpf. Daher kommen weder Pocken in Frage, bei denen sich der Ausschlag auf das Gesicht und die Extremitäten konzentriert, noch Masern, bei denen der Ausschlag zuerst im Gesicht auftritt und sich dann allmählich über den ganzen Körper ausbreitet, noch Scharlach, der im allgemeinen mehr im Rachen als im Brustkorb in Erscheinung tritt und bei dem sich das Exanthem über den Rumpf und die Extremitäten ausbreitet. Übrig bleiben Windpocken (Varicella), bei denen sich der Ausschlag auf den Rumpf konzentriert und oft sehr juckend ist, und Typhus, bei dem die Roseola vorwiegend am Rumpf lokalisiert ist. Das atypische Lungenentzündungssyndrom und die hier zusammen damit beschriebenen Erscheinungen an der Haut lassen sich wahrscheinlich am besten in Varicellapneumonie vereinigen.

S. 74,31 ἀπορέει ἀλύων: Vgl. Int. 7 (VII, S. 184,8 Li.): ἀλλ' αὐτὸς ἑωυτὸν ῥίπτει ἀλύων.

S. 76,9 τὸ[I] – προστιθέντα: Vgl. oben S. 70,16.

S. 76,9f. καὶ – ποιέειν: Nach der sorgfältigen Beschreibung von lokalen Kühlungsmethoden (Z. 8f.) bezieht sich die vorliegende Anweisung mit großer Wahrscheinlichkeit auf eine allgemeine Kühlung.

S. 76,11f. Ὅταν – παραχρῆμα: Das hier beschriebene Syndrom hat Parallelen in Morb. II 6; 21; 22: VII, S. 14,8–22; 36,1–13; 36,14–38,5 Li. In Morb. III beschränkt sich die Beschreibung des Zustands fast auf diesen einen Satz, was eine Interpretation sehr erschwert. Die wahrscheinlichste Ursache solch einer Aphasie ist eine Apoplexia cerebri durch Miteinbezogenheit der linken Kopfschlagader oder der linken mittleren Hirnschlagader. Intrakraniale Hämorrhagie oder heftige Gehirnerschütterung kommen ebenfalls als mögliche Ursachen in Frage.

S. 76,12 ἄλλως – μέθης: Welche Rolle spielt die Trunkenheit bei dieser Krankheit, und warum sollten die Fälle, die infolge der Trunkenheit entstehen, im allgemeinen eine bessere Prognose haben? Die Möglichkeit, daß Alkohol, und zwar durch akute toxische Auswirkung auf das Gehirn, eine direkte Ursache der Aphasie darstellt, ist weniger wahrscheinlich, als daß irgendeine Folge der Trunkenheit, wie z. B. ein Sturz, zu einer der obengenannten Ursachen (vgl. den Kommentar zu S. 76,11f.) geführt haben könnte. Wegen des Mangels an Information in diesem Fall müssen allerdings alle Erklärungsversuche ganz hypothetisch bleiben.

S. 76,12f. ἧσσον – θανάσιμα: „. . . besteht geringere Todesgefahr". Die M-Lesart bietet eine Bedeutung, die fast auf dieselbe Aussage hinausläuft: „Diejenigen allerdings, die infolge von Trunkenheit davon befallen sind, sind weniger gefährdet". – Es scheint hier ein inhaltlicher Widerspruch zu bestehen zwischen ἀποθνήσκει ἑβδομαῖος und ἧσσον . . . θανάσιμα. Deshalb verstehe ich ἄλλως τε καὶ (Z. 12) nicht in der üblichen Bedeutung „besonders", sondern in der Bedeutung „sowohl anders als auch".

S. 76,13 ἢν γὰρ – 15 ἀπόλλυνται: Die Wiedergewinnung der Sprechfähigkeit in zwei bis drei Tagen wird hier als ein Indiz für die Wiederherstellung der allgemeinen Hirntätigkeit und daher als ein Zeichen gewertet, daß der Krankheitszustand heilbar ist.

S. 76,16 Τούτοισι – 18 ἀπεμέσῃ: Daß der Verfasser die Krankheit als irgendeine Unreinheit auffaßt, ist daraus zu schließen, daß mehrere der vorgeschriebenen Behandlungsmethoden auf Reinigung ausgerichtet sind. Aufgeführt sind Emesis, Abführung und Niesen. Man wartet mit dem emetischen Thapsiasaft, bis der Patient zum Bewußtsein kommt, um mögliche Aspiration zu vermeiden.

S. 76,16 ὅ τι: Vgl. oben S. 92,33.

S. 76,17 ὀπὸν θαψίης: Saft von der Thapsia garganica.

S. 76,20 Φρενῖτις: Wörtlich ist „Krankheit der φρένες" zu verstehen, womit, mindestens zur Zeit des CH, das Zwerchfell gemeint war. Weil dieses Organ traditionell für den Sitz der Denktätigkeit gehalten wurde (vgl. z. B. Morb. Sacr. 17: S. 86,14–22 Grensem. = VI, S. 392,5–15 Li.), verband man mit seiner Erkrankung zugleich auch eine Störung seiner Tätigkeit, also Wahnsinn. Die spätere Entwicklung lief darauf hinaus, daß das Wort hauptsächlich Wahnsinn bedeutete, völlig unabhängig davon, wo die Denktätigkeit lokalisiert wurde; vgl. Anon. Lond. IV 13ff. und Cael. Aurel., Morb. acut. I 53–57: S. 34–36 Drabkin.

καὶ: Die stark verallgemeinernde Aussage in Θ läßt sich durch Parallelen aus dem CH erklären, die besagen, daß die Phrenitis aus einer anderen Krankheit entstanden ist; vgl. z. B. Prorrh. I 11: V, S. 512,8–514,2 Li. und Aph. VII 12: IV, S. 580,8 Li. Aber es gibt auch Stellen, an denen das offensichtlich nicht der Fall ist; vgl. z. B. Morb. I 30: S. 86,19–88,6 Wittern = VI, S. 200,11–18 Li. und Aff. 10: VI, S. 216,21–218,12 Li. Es könnte sein, daß ein Schreiber aus Stilgefühl καὶ in μὲν geändert hat, um die glatte μὲν-δὲ-Konstruktion in Θ zu bilden.

S. 76,20f. τὰς φρένας – ἅψασθαι: An erster Stelle in dieser Beschreibung steht eine Aussage über heftige Schmerzen in den φρένες; daher neige ich dazu, Phrenitis in bezug auf das konkrete Organ zu verstehen, also im wörtlichen Sinn „Krankheit des Zwerchfells". Gegen diese Auffassung spricht ohne Frage ἔκφρονές εἰσι (Z. 21f.), eine Aussage, die auf die übertragene Bedeutung „Wahnsinn" hindeutet. In Wirklichkeit versteht der Verfasser unter dem Begriff „Phrenitis" wahrscheinlich sowohl eine Erkrankung des Zwerchfells als auch Wahnsinn. Wenn wir versuchen, die Krankheit zu identifizieren, müssen wir vor allem auf die im Zwerchfell lokalisierten starken Schmerzen achten. Die weiteren Symptome (Fieber, Delirium, starrer Blick und unspezifizierte lungenentzündungsartige Erscheinungen) sind für eine Identifizierung von geringerer Bedeutung, weil sie mehr dazu dienen, die Intensität der Krankheit festzustellen als deren besondere Natur. In Hinsicht auf das Hauptsymptom ist zu vermuten, daß Phrenitis in Wirklichkeit ein Sammelbegriff ist, der mehrere Krankheiten überdeckt, die sich in dieser Weise manifestieren: Herzinfarkt, Aneurysma dissecans, Lungenembolie, akute Perikarditis, Pankreatitis, Ulcus perforans usw. Diese Krankheiten sind alle ernst und oft tödlich, was mit der schlechten Prognose übereinstimmen würde.

S. 76,23 οἱ ἐν τῇ περιπλευμονίῃ: Diese Worte, die wegen des Widerspruchs problematisch sind, den sie mit dem Ausdruck ἐν τῇσι περιπλευμονίῃσιν (Plural) bilden, sind wahrscheinlich als eine Randbemerkung in den Text hineingekommen. Diese entstand ursprünglich, um das Subjekt des Verbums ἔωσι zu präzisieren. Ermerins' Vorschlag, ὅταν – ἔωσι zu tilgen, bedeutet einen zu weitgehenden Eingriff in den überlieferten Text.

S. 76,28 κρίνει: Vgl. oben S. 88,4. 10. An diesen drei Stellen wird das Verbum κρίνειν intransitiv im Sinn „sich entscheiden" verwendet; vgl. LSJ, s. v. II 3c.

S. 76,30 κυνάγχης: Dieser Terminus wurde für mehrere Krankheiten des Rachens gebraucht. Bereits in der Antike gab es Diskussionen über seine genaue Bedeutung und die verschiedenen Arten; vgl. Celsus, Medicina IV 7,1f.: CML I, S. 157,30–158,12, Galen, De loc. aff. IV 6: VIII, S. 248,10–249,2 K. und In Hipp. Aph. comm. IV 34: XVII B,

S. 706,8–14 K. und Cael. Aurel., Morb. acut. III 1–4: S. 298–300 Drabkin. Sowohl nach Celsus als auch nach Caelius Aurelianus ist die Grundbedeutung eine Affektion des Rachens, die durch Behinderung des Schluckens und des Atmens charakterisiert ist: „Illa communia sunt: aeger non cibum devorare, non potionem potest, spiritus eius intercluditur“ (Celsus, Medicina IV 7,1: S. 158,3–5). Die in Morb. III beschriebene Krankheit scheint eine besondere Art von κυνάγχη zu sein, nämlich angina diphtherica. Diese Identifikation basiert auf der hohen Sterblichkeit, der Beteiligung der Hirnnerven, der Schwellung im Hals und der Anwendung von Intubation als Therapie.

πνίγεται: Dieses Verbum im Präsens deutet auf einen Zustand erschwerten Atmens, der eine Zeitlang anhält, nicht auf vorübergehende Erstickungsanfälle.

S. 76,30f. ἐν – ἐνέχεσθαι: Das Objekt, das die Kehle blockiert und den Eindruck eines Apfels macht, ist die Diphtheriemembran, die, wie der Verfasser es beschreibt, das Schlucken behindern und zum Speichelfluß führen kann. Die Behinderung des Schluckens kann auch durch eine toxische Neuritis der Nerven der Kehle verursacht sein.

S. 78,1f. καὶ οἱ – οἷός τε: Diese Augensymptome entstehen durch eine toxische Neuritis der Nerven der äußeren Augenmuskeln.

S. 78,2 ἀλύζει: Die Definition dieses Wortes im Galenglossar (XIX, S. 75,15f. K.) lautet: ἀπορεῖ, ῥιπτάζεται· οὕτως δὲ καὶ τὸ ἀλύξει ἐπὶ τοῦ μέλλοντος εἴρηται. Diese Bedeutung („er ist verzweifelt“) erscheint mir passender als das überlieferte λύζει („er hat Schlucken“), besonders angesichts seiner Verbindung mit ἀναΐσσει; vgl. dazu auch Foesius' Anm. 12. Zu dieser Stelle vgl. auch oben S. 74,31 ἀπορέει ἀλύων. Die Verzweiflung des Patienten folgt aus der zunehmenden Blockierung seiner Atmung.

S. 78,3 ἀτὰρ καὶ: Vgl. Denniston, S. 53.

S. 78,4 ὑπὸ – δοκέει: Bei bösartiger Diphtherie tritt oft eine deutliche Anschwellung der submandibularen Gegend und des vorderen Teils des Halses auf.

ὑπὸ – οὔασιν: Die M-Lesart ist sicherlich falsch wegen der zahlreichen Krankheitszeichen, die aufgezählt worden sind.

S. 78,5 οὐκ ἔννοός: Benommenheit und Delirien erscheinen oft in schweren Fällen von Diphtherie.

S. 78,6 σιαλοχοέων: Vgl. die hippokratische Schrift Vict. II 47: VI, S. 548,1 Li., wo diese Form des Wortes in allen Handschriften überliefert ist.

S. 78,6f. τοιάδε – ἑναταῖος: Der Patient stirbt bei Diphtherie normalerweise zwischen dem siebenten und zehnten Tag.

S. 78,9 παρακυνάγχην: Dieser Krankheitsbegriff stellt wahrscheinlich eine Zusammenfassung nicht nur von milderen Fällen von Diphtherie dar, sondern auch von verschiedenen anderen Affektionen des Rachens, wie z. B. Streptokokken- und Staphylokokkenpharyngitis.

S. 78,10f. συνακολουθεῖ – πνεῦμα: Diese Aussage ist wohl kaum wörtlich zu verstehen, d. h. in dem Sinn, daß tatsächlich Luft aus der Lunge direkt durch das Gewebe des Brustkorbs hinausströmt. Eher ist zu vermuten, daß der Verfasser sich das θερμὸν πνεῦμα im Blut des Gefäßes innewohnend vorstellt. Vgl. oben S. 82,6f. (und den Kommentar dazu), wo der Autor Aderlaß am Kopf und an der Armbeuge empfiehlt, um eine Erhitzung des Oberleibs zu bekämpfen; d. h., das θερμόν wird zusammen mit dem Blut entzogen.

S. 78,12f. τοὺς – πλεύμονα: Intubation, die Einführung eines oder mehrerer Rohre vom Mund aus in den Kehlkopf, ist eine oft gebrauchte moderne Behandlungsmethode in Fällen von Diphtherie, bei denen der Kehlkopfverschluß gefährlich wird. Kapferer kommentiert: „Intubation. Wiederentdeckung durch Desault erst i. J. 1790, durch Bouchut 1858."

S. 78,14 ὑποθυμιᾶν: Inhalation ist eine immer noch angewandte Therapie bei Diphtherie.

ὕσσωπον Κιλίκιον: Origanum hirtum: Ysop.

S. 78,15 θεῖον: Schwefel wurde schon in der Odyssee als „Desinfektions"mittel verwendet (XXII 481f.):

οἶσε θέειον, γρηύ, κακῶν ἄκος, οἶσε δέ μοι πῦρ,
ὄφρα θεειώσω μέγαρον·

ἄσφαλτον: Erdpech wurde in der Antike im Toten Meer und im Euphrattal gefunden.

S. 78,16 φλέγμα: Dieser Auswurf kommt wahrscheinlich aus der Kehlgegend, nicht aus den Lungen.

S. 78,19 ἐλατηρίῳ νέῳ: Ein Medikament, das aus dem Saft des Ecballium elaterium erzeugt wurde; vgl. oben S. 86,10.

S. 78,21 Ἴκτερος: Das hier beschriebene Syndrom könnte seine Ursache entweder innerhalb der Leber (hepatozellulärer Ikterus), wie z. B. durch Hepatitis, oder in den Gallengängen (Okklusionsikterus), wie z. B. durch Gallengangentzündung, haben. Daß wir die Ursache mit der uns gebotenen Information nicht genau feststellen können, ist nicht erstaunlich, denn der Verfasser selbst hat mit Sicherheit die verschiedenen Arten nicht unterschieden; daher besteht die Beschreibung aus einer Mischung der Symptome mehrerer Arten.

S. 78,21f. ἡ χροιὴ – χλωροί: Solch eine tiefe Färbung des Patienten deutet im allgemeinen auf eine ernste Lage mit akuter Gefahr hin.

S. 78,23 τῷ – πυρρόν: Diese Aussage ist in bezug auf Gelbsucht schwer zu verstehen; normalerweise hat der Urin bei dieser Krankheit eine dunkle, gelb-braune Farbe, wie es auch in mehreren Schriften des CH beschrieben ist: καὶ οὐρέει πάνυ χολῶδες (Morb. II 38: VII, S. 54,4 Li.); καὶ οὐρέει παχὺ καὶ χλωρόν (Morb. II 39: VII, S. 54,22 Li.); καὶ οὐρέει ὠχρὸν καὶ παχύ (Int. 37: VII, S. 258,23f. Li.). An unserer Stelle ist auf Grund des Wortes ὑφίσταται anzunehmen, daß nicht die Farbe des Harns selbst beschrieben wird, sondern sein Niederschlag. Dieser Niederschlag ist οἷον ὀρόβιον πυρρόν, was entweder „wie rötliches Wickenmehl" oder „rötlich wie Wickenmehl" bedeuten muß. Daß ὀρόβιον „Wickenmehl" heißt, ist aus Nat. Mul. 34: S. 101,5 Trapp = VII, S. 374,5 Li. zu ersehen. Für die Beschreibung von Harnsediment als „Mehl" gibt es andere Beispiele in der Antike, z. B. Celsus, Medicina II 4,8: CML I,

S. 54,6f.: „pessima (sc. urina) ex his, si tamquam ex furfuribus factas nubeculas repraesentat". Für die Interpretation „wie rötliches Wickenmehl" spricht die Parallele in Epid. VI 1,5: V, S. 268,5f. Li.: ψαμμία τε πυρρὰ ὑφίσταται („es schlägt sich rötlicher Sand nieder"). Für die Deutung „rötlich wie Wickenmehl" spricht eine Angabe bei Caelius Aurelianus, Morb. acut. II 120: S. 210 Drabkin „item urina cum fuerit rubrior ervi similitudine". Zum Problem der Einbeziehung dieses Harnsediments in die Beschreibung von Gelbsucht ist folgendes zu sagen. Ein solches Sediment gehört in Wirklichkeit nicht zur Gelbsucht, sondern zu einer Harnorgankrankheit. Daß man dies schon zur Zeit des CH wußte, wird aus der oben zitierten Beschreibung eines ganz ähnlichen Sediments deutlich, die in einem Kapitel über Harnorgankrankheiten (Epid. VI 1,5) steht. Ein mögliches, aber nicht ganz überzeugendes Argument, das unser Problem lösen könnte, ist folgendes: vielleicht hatte die in Frage kommende Gelbsucht oft oder immer eine Beteiligung der Harnorgane als Komplikation.

S. 78,23f. καὶ πυρετὸς – ἴσχει: Fieber und leichter Frost sind charakteristisch sowohl für akute Hepatitis epidemica als auch für mehrere Arten von Okklusionsikterus.

S. 78,25 δάκνεται καὶ ξύεται: Jucken ist bei beiden Gruppen von Gelbsucht möglich, aber dieses Symptom deutet eher auf die durch Gallengangverschluß verursachten Arten hin.

S. 78,26 ὅταν – ἀνέχεται: Diese Hirnsymptome bezeugen die Schwere der Krankheit und deuten auf einen tödlichen Ausgang hin.

S. 78,27 ἐντὸς – ἡμερέων: Die bösartige akute Hepatitis epidemica ist in den meisten Fällen innerhalb von zehn Tagen tödlich. Die Komplikationen von Gallengangverschluß können auch innerhalb von vierzehn Tagen zum Tod führen. Der relativ schnelle Verlauf des Syndroms scheint einen Tumor der Leber oder der Gallengänge auszuschließen.

S. 78,28 ὑγιής: Man sieht in der uns überschaubaren Entwicklung der handschriftlichen Tradition eine zunehmende Tendenz, das einfache ὑγιής entweder zu ὑγιὴς γίνεται oder zu ὑγιαίνει zu ergänzen; vgl. van Brock, S. 155.

S. 78,29 μελίκρητον: Aqua mulsa oder Hydromel bestand aus zusammen gekochtem Honig und Brunnenwasser.

καρύων Θασίων: Prunus amygdalus: Mandel; vgl. oben S. 86,20.

S. 78,30 ἀψινθίου κόμης: Blätter von Artemisia absinthium: Wermutbeifuß.

ἴσῳ ... ἡμίσει: Diese beiden Wörter sind von σὺν abhängig und müssen daher im Dativ stehen, wie es sonst in Morb. III in dieser Konstruktion (vgl. z. B. oben S. 92,30) üblich ist. Die leichten Verschreibungen zu ἴσον und ἥμισυ sind folgendermaßen zu erklären: erstens kommen die beiden Wörter in Morb. III sonst nur in genau diesen Formen vor (vgl. z. B. oben S. 86,10; 100,8 und 92,9; 96,25. 28), und zweitens wurde die ganze Konstruktion in den Handschriften (Θ hat hier eine Lücke) nicht verstanden, was aus den Lesarten συνκαρύων (M), συνκακαρύων (H) und συγκαρίων (I) hervorgeht.

ἀννίσου: Pimpinella anisum: Anis.

S. 80,1 νῆστις ... πάλιν ἐς κοίτην: Ich nehme an, daß diese Termini „beim Aufstehen" und „beim Schlafengehen" bedeuten und gebraucht werden, um die vierundzwanzig Stunden des Tages in zwei ungefähr gleiche Teile zu teilen.

S. 80,3 τέτανοι: Sowohl das hier beschriebene Syndrom als auch das folgende ist Tetanus, eine Krankheit, die durch ein von dem Bazillus Clostridium tetani erzeugtes Gift verursacht ist.

γένυες – ξύλιναι: Dieses Symptom (Trismus) ist sehr charakteristisch für Tetanus, aber nicht pathognomonisch, denn es kann auch bei anderen Krankheiten, wie z. B. bei Serumkrankheit und Peritonsillarabszeß, auftreten.

S. 80,4 καὶ τὸ στόμα – 6 χεῖρας: Diese Symptome sind alle durch den Krampf der in Frage kommenden Muskelgruppen verursacht. Sowohl die Verbreitung dieses Phänomens als auch die Reihenfolge der einzelnen Erscheinungen ist von Patient zu Patient verschieden.

S. 80,4f. καὶ οἱ ὀφθαλμοὶ – ἰλλαίνονται: Diese M-Lesart bietet einen verständlichen Sinn: „und die Augen tränen und verdrehen sich". Der Θ-Text dagegen (καὶ τοὺς ὀφθαλμοὺς δακρύοντες ἅμα ἰλλαίνονται) wirft mehrere Probleme auf. Das Subjekt des Partizips und des finiten Verbums können nur die Patienten sein. Aber das Verbum δακρύειν mit dem Akkusativobjekt τοὺς ὀφθαλμοὺς könnte höchstens „seine (verlorenen) Augen beweinen" heißen, auf keinen Fall „mit seinen Augen weinen". Das Verbum ἰλλαίνειν wird im Galenglossar so definiert: διαστρέφειν τοὺς ὀφθαλμούς. Aus dieser Definition wird klar, daß die aktive Form ἰλλαίνειν den Patienten als Subjekt voraussetzt. In unserem Text steht jedoch die passive Form, welche die Augen als Subjekt haben muß: „die Augen werden verdreht" oder „die Augen verdrehen sich". Aber in Θ steht der Patient als Subjekt von ἰλλαίνονται. Vgl. Galen, Gloss. Hipp.: XIX, S. 105,10 K.; Hipp., Int. 52: VII, S. 298,13 Li.

S. 80,7 ὅταν – ῥινῶν: Erbrechen könnte dem Tod oft unmittelbar vorangehen, dadurch daß es selbst den Tod durch Aspiration verursacht. Der Grund dafür, daß das Erbrochene durch die Nase hinausfließt, ist der Trismus.

S. 80,8 τριταῖος – τεσσερεσκαιδεκαταῖος: Die Krämpfe des Tetanus nehmen allmählich an Intensität zu, bis sie ungefähr am vierzehnten Tag anfangen milder zu werden. Der Tod tritt im allgemeinen innerhalb der ersten zehn Tage ein.

S. 80,10 πέπερι: Piper nigrum: Pfeffer; vgl. oben S. 92,10. 21.

ἐλλέβορον μέλανα: Vgl. oben S. 86,9 ἐλλέβορος λευκός. Die zwei Sorten gehören nach moderner Klassifikation zu derselben Species, nämlich Veratrum: Nieswurz.

S. 80,11 πταρμοὺς – ἐμποιέειν: Diese Behandlungsmethode, die oft in Morb. III empfohlen wird, wäre bei Tetanus sehr ungeeignet, denn alle Reizungen sind zu vermeiden, weil sie zu gefährlichen Konvulsionen führen können.

S. 80,12 χλιάσματα προστιθέναι: Vgl. oben S. 76,7. 24; 82,9.

S. 80,15 ὀπισθότονος: Der Verfasser behandelt diese Krankheit als eine von der vorigen zwar verschiedene, aber nahe verwandte Erkrankung. In Wirklichkeit ist ὀπισθότονος ein Krampf der Rückenmuskulatur, der zu einer Rückwärtsbeugung des Rumpfes und des Nackens führt und der sowohl bei Tetanus als auch bei anderen Krankheiten, wie z. B. Hirnhautentzündung, auftreten kann. Der Unterschied zwischen den beiden Beschreibungen hier in Morb. III besteht darin, daß zu den Symptomen von Tetanus bei Opisthotonos auch Sprachlosigkeit, Aufregung, Delirien und andere Geistesstörungen hinzugefügt sind.

S. 80,16 ὀδύναι ... ἰσχυραί: Die starken Schmerzen entstehen durch die Muskelkrämpfe.

S. 80,20f. ἀναΐσσει – ἔχει: Eine Aussage über die vorübergehende Natur der Konvulsionen, während deren der Patient wegen des Schmerzes und aus Angst sehr erregt ist. In der Zwischenzeit verhält er sich ruhig.

S. 80,21f. ἄφωνοι – μελαγχολικοί: Alle hier erwähnten Zustände, nämlich Sprachlosigkeit, Manie und Melancholie, entstehen wahrscheinlich als Folgen der Muskelkrämpfe, nicht aus psychischen Ursachen. Die Sprachlosigkeit folgt aus einer Verletzung der Zunge während einer Konvulsion und die Geistesstörung aus dem Schmerz und dem Angstzustand, welche die Konvulsionen verursachen. Es ist interessant, daß schon in der Antike Manie und Melancholie einander gegenübergestellt sind, vermutlich als gegensätzliches Paar psychischer Zustände, wobei der eine durch Erregung charakterisiert ist, der andere durch Depression.

S. 80,22 τι ἤ: Die Θ-Lesart stellt eine Zwischenstufe zu der in M vorliegenden Korruptel dar. Nachdem τι ἤ zu τε ἤ geworden war, konnte τε ἤ leicht zu τε κ̀ verlesen und diese Abkürzung zu τε καὶ ergänzt werden. Ein Indiz dafür, daß diese Entwicklung tatsächlich stattgefunden hat, ist, daß in MHI das erste ἤ stehenblieb, welches ohne das zweite ganz unverständlich ist. Littré übersetzt: „il perd la parole ou est saisi d'un transport maniaque ou mélancolique". Damit läßt er das τε καὶ in seinem Text vollkommen unbeachtet.

S. 80,23 καὶ οὗτοι: Diese Wörter müssen zu den vorhergehenden gezogen werden, nicht zu den folgenden; denn sonst käme ein Widerspruch zwischen dem Subjekt im Plural (οὗτοι) und dem Prädikat im Singular (ὑγιής) zustande. Die Handschrift M löste das Problem durch die Veränderung von ὑγιής zu ὑγιέες. Nach meiner Interpretation bezieht sich καὶ οὗτοι auf die oben S. 80,7f. beschriebenen Tetanus-Patienten, die auch durch die Nase erbrechen.

S. 80,26f. ἱμάτια – προσφέρειν: Diese Maßnahmen stellen vielleicht einen Versuch dar, äußere Einwirkungen auf ein Minimum herabzusetzen und dadurch Konvulsionen zu vermeiden; wenn dies der Fall ist, würden sie moderner Behandlung entsprechen.

S. 80,29 Εἰλεοί: Dieses Wort ist möglicherweise mit εἰλεῖν („einschließen") verwandt und könnte dann (Darm)verschluß bedeuten. Oft ist es allerdings im CH an Stellen gebraucht, an denen diese Bedeutung nicht zur Geltung kommt; vgl. z. B. Int. 44–46: VII, S. 274,19–280,17 Li.

Es ist zu bemerken, daß Darmverschluß ein pathologischer Zustand ist, der mehrere Ursachen haben kann, wie z. B. Verstopfung des Darmlumens durch einen Fremdkörper, Gallensteine, Darmsteine oder Würmer oder Zusammendrücken des Darms durch Darmverschlingung, Intussuszeption oder Tumor. Mehrere Herausgeber haben das hier überlieferte εἰλεοὶ mit „volvuli" übersetzt (Cornarius, Foesius, Vander Linden, Charterius, Mack und Ermerins). Diese Interpretation (Darmverschlingung) finde ich zu eng, weil man aus der Beschreibung in Morb. III nicht alle anderen Ursachen des Darmverschlusses ausschließen kann. Besser ist die allgemeinere Interpretation bei Calvus (Hileos), Pylander (Iliei) und Littré (Iléus).

S. 80,29f. τῆς^{I} – ψυχομένης: Diese erstaunlich theoretische Ätiologie ist einmalig in Morb. III und basiert wahrscheinlich auf irgendeiner vagen Konzeption der inneren Anatomie, die den Körper in einen oberen und einen unteren Teil trennt. Es ist zu vermuten, daß der Verfasser glaubte, der Darmverschluß trete dort auf, wo diese Körpergegenden sich treffen.

S. 80,30 συναυαίνεται: Eine Verbindung in den Gedanken des Verfassers zwischen Trockenheit des Darms und Verstopfung ist sowohl aus diesem Wort als auch aus ξηρὴν (Z. 31) zu vermuten.

πνεῦμα: Hiermit ist Luft innerhalb des Darms, nicht eingeatmete Luft gemeint. πεφύσηται καὶ λύζει (S. 82,3) bestätigt diese Interpretation.

S. 80,31 καὶ ἐμέει – 82,1 κόπρον: Eine genaue Beschreibung des Erbrochenen bei Darmverschluß.

S. 80,31 ἐνίοτε: Je höher der Darmverschluß liegt, desto früher und heftiger ist im allgemeinen das Erbrechen und desto gefährlicher der daraus entstehende Verlust an Flüssigkeit. Liegt der Darmverschluß im Dickdarm und ist die Ileozökalklappe schließfähig, so ist es möglich, daß Erbrechen überhaupt nicht vorkommt.

S. 82,1 δίψα: Der Durst ist eine Folge des durch Erbrechen verursachten Verlustes an Flüssigkeit.

S. 82,2 ὑποχόνδρια: Diese Lokalisierung des Schmerzes im Hypochondrium deutet mehr auf einen Verschluß des Dünn- als des Dickdarms hin.

S. 82,3 πυρετοὶ: Fieber ist ein Zeichen für Infektion und könnte auf Darmeinklemmung hindeuten, eine sehr gefährliche Komplikation von Darmverschluß.

S.82,3f. γίνεται – μετοπώρου: Vgl. Aph. III 22: IV, S. 496,4–8 Li., wo mehrere Krankheiten, unter ihnen εἰλεοί, aufgezählt sind, die meistens im Herbst auftreten.

S. 82,4 ἑβδομαῖος: Wenn sich der Darmverschluß nicht löst, wird er bestimmt zum Tod führen; sieben Tage könnten eine durchschnittliche Frist darstellen.

S. 82,5 καθῆραι – 8 καθίζων: Diese Therapie folgt direkt aus der Ursache der Krankheit, wie der Verfasser sie sich vorstellt. Zwei Aussagen deuten auf die Unklarheit des Begriffes ἡ ἄνω κοιλίη hin; erstens: der

Verfasser empfiehlt Aderlaß am Kopf und an der Armbeuge als eine Methode, um die ἄνω κοιλίη zu kühlen; zweitens: die Kühlung der ἄνω κοιλίη soll beim Zwerchfell aufhören, als ob diese Körpergegend dort ihre Grenze fände. Daß das aber unmöglich ist, geht sowohl daraus hervor, daß καθῆραι τὴν κοιλίην nur Emesis bedeuten kann (vgl. oben S. 70,26 und den Kommentar dazu), als auch aus der Tatsache, daß, wie wir oben (S. 80,29f.) gesehen haben, der Darmverschluß an der Grenze der ἄνω und κάτω κοιλίη liegt und daß, wenn diese Grenze sich am Zwerchfell befände (d. h. oberhalb des Magens), jedes Erbrechen, von einem Erbrechen von faeces ganz zu schweigen, völlig unmöglich wäre.

S. 82,9 βάλανον: In seiner Übersetzung dieser Stelle schreibt Caelius Aurelianus: ,,. . . collyrium . . . quem appellavit (sc. Hippocrates) balanum . . .''; Morb. acut. III 153: S. 396 Drabkin.

S. 82,9f. ὡς δέκα δακτύλων: Das von M gebotene δεκαδάκτυλον ist nicht als die ursprüngliche Lesart anzusehen. Reinholds Vorschlag δ' ἢ ε' δακτύλων ist genial, aber nicht sehr überzeugend, weil sachlich nicht zwingend und weil Abkürzungen dieser Art mehr der späteren als der früheren Phase der Überlieferung angehören. Ferner steht in der Übersetzung von Caelius Aurelianus ,,decem digitorum''.

S. 82,10 καὶ ἄκρῳ: Das überlieferte ἐξ ἄκρου halte ich für korrupt. Denn erstens stimmt es inhaltlich nicht mit der lateinischen Übersetzung (Cael. Aurel., Morb. acut. III 153: S. 396 Drabkin) überein: ,,atque hunc summo tactu felle taurino ungendum'' (ἐξ ἄκρου = ,,von der Spitze her''; summo tactu = ,,an der Spitze''). Zweitens fehlt bei dieser Lesart eine Verbindung mit dem Rest des Satzes, die in der lateinischen Übersetzung durch ,,atque'' ausgedrückt ist. Diese Korruptel läßt sich folgendermaßen erklären: ἐξ ist aus einem Mißverständnis einer Abkürzung von καὶ entstanden; daraufhin wurde ἄκρῳ zu ἄκρου verändert.

ἐς τὸ πρόσθεν: Zum Gebrauch von εἰς mit Akkusativ anstelle von ἐν mit Dativ vgl. oben S. 70,5 und LSJ, s. v. εἰς I 2. ἐς τὸ πρόσθεν bedeutet ebenso wie ἄκρῳ ,,an der Spitze''.

S. 82,11 περὶ τὸν ἀρχὸν: Es ist zu vermuten, daß hiermit nicht nur das, was in dem Mastdarm, sondern auch das, was hinter dem Darmverschluß liegt, gemeint ist; denn eine Abführung der Kotmassen nur unterhalb des Verschlusses würde keine therapeutische Wirkung haben. Auch ist der Zweck der Paralleltherapie ausdrücklich: ἵνα διαστήσῃς τήν τε κοιλίην καὶ τὴν τοῦ ἐντέρου συστολήν (Z. 13f.).

S. 82,17f. ἢν – ὑγιής: Eine solche Abführung würde tatsächlich zeigen, daß der Darmverschluß gelöst wurde, und auf die Genesung des Patienten hindeuten.

S. 82,19 αὐτίτην: Die Diskussion über die Bedeutung dieses Wortes fing schon in der Antike an; vgl. oben S. 47 und 48. Weil nach Erotians Interpretation (,,unverschnittenen'') dieses Wort angesichts des unmittelbar folgenden εὔζωρον überflüssig wäre, ziehe ich Galens Interpretation (,,heurigen'') vor.

S. 82,19 ἢν – 21 ἄν: Zum Verhältnis zwischen Fieber und Abführung vgl. oben S. 84,33–86,8 und den Kommentar dazu.

S. 82,22 περιπλευμονίη: Diese Krankheitsbeschreibung läßt sich in folgende Teile gliedern:

S. 82,22–27 *Symptome* (Z. 25ff. Nebenbemerkung über eine atypische Art von Lungenentzündung).

S. 82,28–84,19 *Verlauf* (S. 82,29ff. Nebenbemerkung über Veränderungen an der Zunge als Spiegel des Krankheitsverlaufs; S. 84,10ff. Nebenbemerkung über das Verhältnis zwischen der Feuchtigkeit und der Schwere der Krankheit).

S. 84,19–25 *Prognose* (Z. 22ff. Nebenbemerkung über mildere Arten von Lungenentzündung).

S. 84,26–86,21 *Behandlung* (S. 86,11ff. Nebenbemerkung über schwere Fälle).

Die Symptome, die hier beschrieben sind, d. h. heftiges Fieber, Tachypnoe, „pleuritischer“ Schmerz und Hilflosigkeit, entsprechen tatsächlich denjenigen von normaler Lungenentzündung.

S. 82,24f. ὀδύνη – στήθεσι: Vgl. oben S. 74,25ff. In der modernen Terminologie heißt dieser Schmerz „pleuritisch“, weil er im Rippenfell (Pleura) entsteht, und zwar an den Stellen, wo es in die von den Lungen sich ausbreitende Entzündung mit einbezogen wird. Der Schmerz hat eine scharfe, quälende Natur und ist mit der Atmung verbunden. Weil der Schmerz den Patienten bei jedem Atemzug sticht, versucht er, ihn durch oberflächliche Atmung zu vermeiden. Vermutlich ist dieses Phänomen gemeint, wenn der Verfasser von Morb. III von einer „Last“ spricht, nämlich das Gefühl, daß die Atmung durch ein Trägheitsmoment zurückgehalten wird. Die weitere Beschreibung oben S. 74,26f. bestätigt diese Interpretation durch die Aussage, daß der Brustkorb von der Last auseinandergerissen wird; in Wirklichkeit ist das Reißen der ursprüngliche „pleuritische“ Schmerz, der zu dem Atemträgheitsmoment, das der Patient als Last empfindet, führte.

S. 82,28 λευκὸν καὶ ἀφρῶδες: Die Entwicklung von normalem, farblosem und relativ dünnem Auswurf zu dunkleren und dickeren Arten folgt aus der fortschreitenden Reaktion des Körpers gegen die feindlichen Pneumokokken. Nach unserer Schrift fängt der Auswurf am siebenten oder achten Tag an, dicker zu werden, am neunten oder zehnten gelblich und blutig, und zwischen dem zwölften und vierzehnten Tag wird er zu echtem Eiter. Normalerweise findet diese Entwicklung etwas schneller statt, aber der Unterschied ist vielleicht dadurch zu erklären, daß der Verfasser die drei bis vier Tage Schnupfen, die der Lungenentzündung vorausgehen, der Lungenentzündung selbst zugerechnet hat.

S. 82,28 ἡ γλῶσσα – 30 σχολαίτεραι: Vgl. oben S. 74,6–10 und den Kommentar dazu.

S. 82,30f. τελευτῶσι – θράσσεται: Diese letzte Phase in der Entwicklung der Krankheit, wie sie an der Zunge in Erscheinung tritt, ist einmalig in Morb. III. Wie die gelbe Verfärbung und die Schwärze ist auch sie eher eine Folge von hohem Fieber und großer Schwäche im allgemeinen als ein spezielles Symptom von Lungenentzündung selbst.

S. 84,1 τὴν – 3 ὁμοίως: Vgl. oben S. 74,8f. und besonders S. 88,29–

90,3, wo tatsächlich dieselbe Methode angewendet wird, um den Krankheitsverlauf festzustellen.

S. 84,7 ὅταν – ἐνακμάζῃ: Der normale Verlauf von Lungenentzündung ist durch eine relativ hohe Febris continua charakterisiert, die mit einer Krise endet.

S. 84,7f. ἢν – παχύτερον: Obwohl es zunächst paradox zu sein scheint, daß eine nasse Lungenentzündung einen dickeren Auswurf erzeugen sollte, ist diese Aussage dennoch verständlich, wenn man überlegt, daß dies eine schwere Art ist, vermutlich mit einem größeren Verlust an Flüssigkeit und mit Beteiligung eines erheblichen Teils der Lunge(n).

S. 84,10 Ὧν – 12 οὗτοι: Aus der sehr auffallenden Parallelsetzung von σώματος und νούσου in dieser Aussage ist zu entnehmen, daß mit einer feuchten „Natur und Körperbeschaffenheit" ein Körper gemeint ist, in dem die Krankheit sich irgendwie als feucht zeigt, nicht aber eine allgemein feuchte Konstitution. Mit dieser Bedeutung wäre nämlich der Sprung zu dem Begriff „Krankheitszustand" zu groß; denn in Wirklichkeit bekommen Patienten mit einer feuchten Konstitution nicht öfter eine nasse Krankheit als solche mit einer trockenen Konstitution. Zur Erklärung, wie es dazu kommt, daß der Körper (während der Krankheit) „naß" ist, bieten sich folgende Möglichkeiten an: Wassersucht als Folge von Herzlähmung, Diaphorese, reichlicher Auswurf und Hydrothorax als Folge eines Pleuraergusses. Eine der Möglichkeiten schließt die anderen nicht aus.

S. 84,13 ξηρανθῇ: Sobald der Eiter ausgeworfen ist, endet die Krankheit in Kürze.

S. 84,16f. ὁ πλεύμων – ἐνιαυσίη: Vgl. oben S. 74,4. Ein Empyem ist die Eiteransammlung, die in einer präformierten Höhle stattfindet, in diesem Fall in der Pleurahöhle. Es ist eine nicht seltene Komplikation der Lungenentzündung und zieht die Krankheit relativ lange hin.

S. 84,18f. ἢν – νούσου: Dies wird wohl eine Staphylokokkenlungenentzündung sein, d. h. eine, die von einer anderen Art Mikroorganismen verursacht wird als die normale, die durch Pneumokokken entsteht. Zu dieser Sonderart der Krankheit passen der widerliche Eiter und die hohe Sterblichkeit.

S. 84,22 Αὕτη – 25 μαλθακή: Vgl. oben S. 78,7ff. In den drei Graden von Lungenentzündung, die hier unterschieden werden, steht die Schwere der Art in gleichem Verhältnis zu der Anzahl der Symptome.

S. 84,23 χαλαρωτέρην ἐοῦσαν: Vgl. oben S. 78,8. Meine Konjektur versuche ich mit folgenden Gründen zu rechtfertigen. Vom Inhalt her deutet alles darauf hin, daß wir hier eine mildere Form der Krankheit vor uns haben. Der überlieferte Text hat allerdings weder diese noch irgendeine andere klare Bedeutung. Es ist eine Korruptel, möglicherweise durch Beschädigung einer früheren Handschrift, zu vermuten. Für meine Rekonstruktion der Stelle nehme ich den sehr ähnlichen Fall oben S. 78,7f. als Vorbild. Daß der Infinitiv εἰδέναι nicht durch χρή ergänzt zu werden braucht, ist klar (vgl. den Kommentar zu S. 72,17). Ich vermute also, daß ein ursprüngliches χαλαρωτέρην, möglicherweise in einer abgekürzten Form, durch Beschädigung der Handschrift unleserlich wurde; aus dem, was übrig blieb, entstand χρή. Die Hinzufügung von δ' zu ἐοῦσαν stellt eine später für nötig gehaltene Ergänzung dar.

S. 84,26f. οὐ μέντοι – μεταχειριζόμενος: Vgl. oben S. 76,25f. und 90,9ff. Diese drei Krankheiten werden ohne Frage als eine Gruppe betrachtet, und nicht ohne Grund, denn Lungenentzündung und Rippenfellentzündung stellen nicht nur Infektionen benachbarter Organe dar, sondern gehen auch oft ineinander über oder erscheinen zusammen. In der „Phrenitis-Gruppe" (vgl. den Kommentar zu S. 76,20f.) gibt es ebenfalls mehrere Krankheiten, die mit Lungen- und Rippenfellentzündung sowohl ihrer Natur nach verwandt sind als auch mit diesen zusammen auftreten können (z. B. Lungenembolie und Perikarditis).

S. 84,27f. τὴν – στῆθος: Reinigung des Kopfes bedeutet die Entfernung von Schleim durch die Nase (vgl. oben S. 70,17 und den Kommentar dazu). Wie hier erörtert, ist der Zweck dieser Therapie, eine Ausbreitung der Krankheit zum Brustkorb hin zu vermeiden. Dieser Behandlung liegt die Tatsache zugrunde, daß Lungenentzündung oft aus Schnupfen entsteht.

S. 84,30 κινοίης: Die Θ-Lesart κεινοίης stellt den Optativ Präsens der Nebenform κεινόω zum Verbum κενόω dar, und bietet mit der Bedeutung „entleeren" eine sehr attraktive Alternative zu κινέοις (M) mit der Bedeutung „in Bewegung versetzen". Gegen die Annahme dieser Lesart spricht aber der häufige Itazismus in Θ (vgl. oben S. 17), besonders, soweit es das Verbum κινέω und seine Komposita betrifft (vgl. oben S. 86,2; 90,13; 94,18); an allen diesen Stellen, bei denen es sowohl vom Inhalt als auch von der Form des Wortes her klar ist, daß es sich um κινέω handelt, bietet Θ ebenfalls κειν-.

S. 84,33 τὰς – 86,8 κάμνων: Diese interessante Stelle erklärt ausführlich Zweck, Gefahr und Regulierung der Abführung. Der Zweck ist, übermäßiges Fieber zu vermeiden und die Leiden des Patienten zu vermindern. Die Gefahr besteht darin, daß der Patient schwach wird und nicht nach oben auswerfen kann; beides ist vermutlich eine Folge von Wasser- und Elektrolytenverlust.

S. 86,2 μὴ ἀδύνατον: „nicht kraftlos" (Θ) ist sicherlich hier die passende Bedeutung, während die M-Lesart δυνατὸν („kräftig") einen nicht so befriedigenden Sinn ergibt. Aber für einen späteren Bearbeiter des Textes, der mehr auf die Worte achtete als auf die Gedanken, die hinter ihnen stehen, war die „Korrektur" zu verlockend.

S. 86,3 ἄνω: Es geht hier um die Gefahr, die aus übermäßiger Abführung entsteht. Es wird davor gewarnt, daß der Körper dadurch entkräftet wird und eine Region (ἄνω M: κάτω Θ) austrocknet. Ferner wird erklärt, daß der Patient bei übertriebener Abführung stirbt, und zwar weil diese Abführung den oberen Teil des Körpers austrocknet und dadurch die Reinigung der Lungen durch Auswerfen verhindert. Die Region also, deren Austrocknung gemeint ist, kann nur die obere sein.

S. 86,6 κάτω: Hier wird die Anweisung für Abführung wiederholt.

Man könnte sich vorstellen, besonders angesichts des Wortes καὶ, daß es hier um den Magen geht, nicht wieder wie oben um den Darm; dem widerspricht jedoch das Verbum ὑποχωρέειν (Z. 7), das ohne Frage auf Abführung, nicht auf Emesis hindeutet (vgl. z. B. oben S. 74,2 und 76,26).

S. 86,8 ὀγδοαίοισι: Auf Grund dieser Stelle und anderer Stellen (vgl. oben S. 84,13 und 88,4) ist anzunehmen, daß die späteren Bearbeiter des Textes eine Neigung zu ungeraden Zahlen, besonders zu sieben, neun und elf, hatten. Diese Eigenschaft paßt gut zu den theoretisierenden und systematisierenden Zügen, die wir bereits festgestellt haben (vgl. den Kommentar zu S. 74,10).

S. 86,14 ὑπουργέῃ: Da dieses Verbum kurz vorher mit dem Patienten als Subjekt gebraucht wurde, ziehe ich es vor, auch hier den Patienten als Subjekt zu verstehen, nicht τὰ τῆς κοιλίης τῆς κάτω wie die anderen Herausgeber.

S. 86,15 Ποιέειν – 21 τούτοισιν: Die Empfehlung einer alternativen Behandlungsmethode entspricht durchaus der allgemeinen Struktur dieses Kapitels, das eher eine allmähliche Sammlung von Material über Lungenentzündung darzustellen scheint als eine systematische Behandlung des Gebietes, die von Anfang an alle Bestandteile in ein einheitliches Ganzes eingliedert. Die zahlreichen Nebenbemerkungen (vgl. den Kommentar zu S. 82,22) unterstützen diese Hypothese.

S. 86,15f. ἄρου τοῦ μεγάλου: Vgl. oben S. 86,19 und 92,14. Diese Wurzel ist mit Arum italicum zu identifizieren, nicht mit Arum dracunculus, wie man aus der folgenden Stelle bei Plinius über die relative Größe der beiden feststellen kann (Naturalis historia XXIV 142): „Namque aros radicem nigram in latitudinem rotundam habet multoque maiorem et qua manus impleatur, dracunculus subrutilam et draconis convoluti modo, unde et nomen."

S. 86,16 χηραμύδα: In den Handschriften steht vor diesem Wort κόγχην, ein Wort, das Erotian als Glosse für χηραμύδα bietet. Galen dagegen glossiert κόγχην mit χηραμύδα (vgl. oben S. 48). Es ist also zu vermuten, daß sowohl an dieser Stelle als auch S. 92,25 eines der beiden Wörter eine Glosse darstellt. An drei anderen Stellen in Morb. III steht χηραμύδα allein (S. 86,19 und 92,14. 18), κόγχην jedoch an keiner anderen Stelle. Ich tilge κόγχην mit Ermerins, damit der Text einheitlich χηραμύδα bietet, bin aber nicht sicher, damit die richtige Wahl getroffen zu haben.

δαύκου: Die Bezeichnung kommt bei mehreren antiken Autoren vor (z. B. Theophrast, Historia plantarum IX 15,5. 8; 20,2; Dioscurides, De materia medica III 72: II, S. 83,1–84,5 Wellm.; Celsus, Medicina V 23,3 B: CML I, S. 211,7 und Plinius, Naturalis historia XXV 110–112) und wird für mehrere verschiedene Pflanzen gebraucht. Eine Identifizierung in Morb. III ist nicht möglich.

ἀκαλήφης: Urtica uriens: Brennessel.

νάπυος: Brassica alba: Senf.

S. 86,17 πηγάνου: Ruta graveolens: Gartenraute.

ὀπὸν σιλφίου: Vgl. oben S. 90,21; 92,9. 11; Ferula tingitana: afrikanisches Ammoniakum.

S. 86,18 ὄξει γλυκεῖ: Vgl. Z. 20. Diese Lesart steht in allen Handschriften. Littré und Ermerins dagegen lesen ὀξυγλυκεῖ nach Foesius' Oecon. Oxymel wurde folgendermaßen hergestellt: man kochte Honigwaben in Wasser, um den Honig zu lösen, und säuerte dann die Mischung mit Weinessig.

S. 86,20 σήσαμον: Sesamum indicum: Sesam.

ἀμυγδάλας: Prunus amygdalus: Mandel.

καθαράς: Ich halte die Richtigkeit des Partizips καθήρας (M) für sehr unwahrscheinlich; denn erstens bietet Θ an allen anderen Stellen für den Aorist von καθαίρειν die Form mit η (nicht die mit ᾱ); zweitens ist das grammatische Subjekt der Patient; man würde jedoch erwarten, daß der Arzt die Mittel zubereitet. Das Adjektiv, das sich nur auf ἀμυγδάλας bezieht, bedeutet „geschält"; vgl. LSJ, s. v. a 2 („winnowed") und oben S. 78,29f., wo ebenfalls geschälte Mandeln vorkommen.

S. 86,21 καππάριος τῆς ῥίζης φλοιὸν: Capparis spinosa: Kapernstrauch.

S. 86,22 πλευρῖτις: Diese Krankheitsbeschreibung läßt sich in folgende Teile gliedern:

S. 86,22–88,3	*Symptome* (S. 86,28ff. Nebenbemerkung über eine Sonderart, die durch Schlucken charakterisiert ist; S. 88,1ff. Nebenbemerkung über „trockene Rippenfellentzündung").
S. 88,4–90,8	*Verlauf* (S. 88,11ff.; 88,17ff.; 88,21ff. und 88,25ff. Nebenbemerkungen über Sonderarten von Rippenfellentzündung).
S. 90,9–92,26	*Therapie*
S. 92,27–32	*Komplikation* (Empyem)
S. 92,32–96,12	*Therapie der Komplikation*

Ebenso wie für Phrenitis das Hauptsymptom, man könnte sogar sagen die conditio sine qua non, ein heftiger im Zwerchfell lokalisierter Schmerz ist (vgl. den Kommentar zu S. 76,20), so ist auch Pleuritis durch einen heftigen Schmerz in der Rippengegend charakterisiert. In der Praxis entsteht Rippenfellentzündung im allgemeinen als Folge einer Infektion der Lunge(n), die sich dann auch in der Pleurahöhle fortsetzt. Die häufigsten derartigen Infektionen sind Lungenentzündungen, welche durch Bakterien (z. B. Pneumokokken oder Staphylokokken) verursacht sind, Lungentuberkulose und verschiedene durch Viren entstehende Krankheiten der Atmungsorgane. In dem vorigen Kapitel über Lungenentzündung ist der Schmerz der Rippenfellentzündung (oder, wie er dort hieß, der „pleuritische Schmerz") in klarer und unverkennbarer Weise geschildert; vgl. oben S. 82,24f. und den Kommentar dazu.

S. 86,23 πυρετὸς – πυκινόν: Vgl. oben S. 82,22f.: πυρετός τε ἰσχυρὸς ἴσχει, καὶ τὸ πνεῦμα πυκινὸν καὶ θερμὸν ἀναπνεῖ. Die große Ähnlichkeit zwischen den Beschreibungen von Lungen- und Rippenfellentzündung ist dadurch zu erklären, daß die meisten Fälle von Rippenfellentzündung aus einer Lungenentzündung bzw. Lungentuberkulose entstehen, so daß ein kombiniertes Auftreten von Lungen- und Rippenfellentzündung häufiger zu konstatieren ist als ein Auftreten beider Arten von Erkrankungen in jeweils reiner Form. Es ist also zu vermuten, daß der Verfasser seine typischen Beispiele für diese Affektionen aus der Gruppe von Patienten, die beide zusammen haben, nimmt, nicht aus den selteneren „reinen" Sorten. Deswegen haben beide Syndrome bei ihm mehrere Symptome gemeinsam.

ὀρθοπνοίῃ: Vgl. oben S. 74,23 und den Kommentar dazu.

S. 86,24f. ἀποβήσσει – ὕφαιμον: Rippenfellentzündung ist hier auf Grund des Auswurfs klassifiziert, und zwar in folgenden Kategorien:

Art	Auswurf
χολώδης ἄνευ ῥηγμάτων	ὑπόχολον
χολώδης σὺν ῥήγμασι	ὑπόχολον σὺν αἵματι
αἱματώδης	ὕφαιμον

S. 86,25 ἔστι – 27 θανατώδης: Auch die Prognosen der verschiedenen Arten von Rippenfellentzündung werden nach der oben erwähnten Klassifikation geordnet:

Art	Prognose
χολ.	ἠπιωτέρη
χολ. σὺν ῥήγμ.	ἐπιπονωτέρη μέν, θανατωδεστέρη δὲ οὔ
αἱματ.	ἰσχυρὴ καὶ ἐπίπονος καὶ θανατώδης

Diese Klassifikation mit angemessenen Prognosen entspricht den folgenden Tatsachen. Im allgemeinen deutet ein seröser oder schleimiger Auswurf auf eine mildere Krankheit mit weniger Lungenschädigungen hin als ein blutiger Auswurf. Ein seröser oder schleimiger Auswurf, der mit Blut vermischt ist, entsteht durch Verletzungen der Luftröhre und der Bronchien infolge des Hustens und hat keine klinische Bedeutung, d. h., er deutet nicht auf die Schwere der Krankheit wie echt blutiger Auswurf. Daß solche Verletzungen der Luftröhre und der Bronchien schmerzhaft sind, ist allerdings nicht zu bestreiten.

S. 86,28f. Ὅταν – μέλανας: Vgl. Morb. II 64: VII, S. 98,7–11 Li. Schlucken in Verbindung mit Rippenfellentzündung deutet auf Lappenpneumonie hin. Dieses Symptom entsteht aus einer Reizung des Phrenikus oder des Zwerchfells selbst. Ausgehustetes Blut ist normalerweise rötlich oder rostfarben, nicht schwarz. Diese Farbe ist viel eher charakteristisch für erbrochenes Blut. Aber es ist nicht unmöglich, daß eine gewisse Menge dunkelfarbiges Blutgerinnsel während einer Rippenfellentzündung ausgehustet sein könnte.

S. 86,29 οὗτος – 31 πύον: Das hier beschriebene Syndrom entspricht wahrscheinlich einer relativ bösartigen Lungenentzündung; die Krankheit erreicht normalerweise ihre Krise innerhalb von sieben, höchstens zehn Tagen und ist nicht ungefährlich. Empyembildung ist, wie wir oben bemerkt haben (S. 119 zu S. 84,16f.), eine häufige Folge von Lungenentzündung.

S. 86,31 ἀπεμέει: Hier ist wohl nicht gemeint, daß der Patient Eiter erbricht, sondern lediglich, daß er infolge seines langfristigen Hustens zum Erbrechen kommt.

οὐ πάνυ εὐθεράπευτος: Diese prognostische Aussage stimmt mit dem, was in Kap. 15 über Empyem gesagt wurde, überein: ἡ νοῦσος καθίσταται ἐνιαυσίη (S. 84,17).

S. 88,1 Εἰσι – 3 ποτῷ: Vgl. Coac. 375: V, S. 664,3f. Li. ξηραὶ könnte sich entweder darauf beziehen, daß wenig Flüssigkeit ausgehustet wird oder daß sich keine Flüssigkeit in der Pleurahöhle sammelt. Beide Symptome deuten auf eine durch Viren verursachte Krankheit der Atmungsorgane hin; diese Virenkrankheiten sind ganz verschieden in ihrem Verlauf und ihrer Gefährlichkeit. Aus der Aussage über das anomale Bedürfnis des Patienten nach Flüssigkeit ist zu vermuten, daß der Verfasser die Ursache der Trockenheit dieses Syndroms in einem allgemeinen Mangel an Flüssigkeit sah, die durch mehr Trinken behoben werden könnte.

S. 88,1 δ': Die Auslassung dieses Wortes, die in I korrigiert wurde, stellt vielleicht eine Haplographie dar, die durch die Ähnlichkeit von Α und Δ in der Majuskelschrift verursacht wurde. Es wäre auch möglich, daß καὶ ausgefallen ist.

S. 88,2 ὑγρασίης δὲ: Diese zweifellos korrekte Version wurde schon in der frühen Renaissance vermutet, wie die Konjektur ὑγρασίης in der Handschrift K (s. XV) bezeugt. Unter den Herausgebern ist Cornarius wohl der erste gewesen, der diese Stelle im Sinn von ὑγρασίης δὲ verstanden hat, denn er übersetzt (1545): „Iudicationes autem similes aliis sunt, sed ampliore in potu humectatione opus habent quam aliae." In seinem gedruckten Text (1538) steht allerdings immer noch ὑγρασίησι. Es ist interessant, daß in seinem persönlichen Exemplar der Aldina, das sich jetzt in der Niedersächsischen Staatsbibliothek in Göttingen befindet, ὑγρασίης δὲ als die Randbemerkung einer – von mir wenigstens – nicht zu identifizierenden Hand erscheint. Die beiden frühen lateinischen Übersetzungen von Fabius Calvus (1525) und von Pylander (1540) verstehen beide ὑγρασίησι. Mercurialis (1588) und Foesius (1595) bieten ebenfalls ὑγρασίησι im Text, übersetzen jedoch, als ob sie ὑγρασίης δὲ lasen. Foesius schreibt in seiner Anmerkung 36: αἱ δὲ κρίσιες ὅμοιαι τῇσιν ἄλλησιν ὑγρασίησι] Sic quidem legunt exemplaria omnia. Verùm lego cum Cornario αἱ δὲ κρίσιες ὅμοιαι τῇσιν ἄλλησι, ὑγρασίης δὲ πλέονος δέονται τῶν ἄλλων ἐν τῷ ποτῷ. Charterius ist der erste, der ὑγρασίης δὲ auch in seinen Text aufnimmt.

S. 88,4 Αἱ δὲ – αἱματώδεες: Der Verfasser kehrt mit dieser Aussage zu den normalen Rippenfellentzündungen zurück, nämlich denjenigen, welche er in seiner Klassifikation (vgl. oben S. 86,24ff. und den Kommentar dazu) geordnet hat.

S. 88,4 κρίνουσιν – 10 ὑγιαίνονται: Aus dieser Beschreibung ist folgendes zu schließen. Erstens: der ernste Verlauf der Krankheit dauert im allgemeinen sieben Tage. Zweitens: innerhalb dieses Verlaufs besteht die Hauptgefahr eher zu Beginn als gegen Ende. Drittens: weil die Rippenfellentzündungen so verschieden in ihrem Verlauf sind, haben wir es hier, wie oben erwähnt (vgl. S. 122 zu S. 86,22), mit mehreren verschiedenen Krankheiten zu tun.

S. 88,4f. καὶ οὗτοι – γίνονται: Vgl. oben S. 86,27 θανατώδης. Diese beiden anscheinend unvereinbaren Meinungen über die Prognose von blutiger Rippenfellentzündung sind wahrscheinlich dadurch in Einklang zu bringen, daß die frühere Aussage den Gegensatz zwischen galliger und blutiger Rippenfellentzündung betonte (μὲν / δὲ) und daher etwas überspitzt ausgedrückt worden ist, während diese zweite Aussage einen allgemeineren und absoluteren Hintergrund hat.

S. 88,7 ἀποθνῄσκουσι: Die M-Lesart (ἐκφεύγουσι) ist aus einem Mißverständnis der Bedeutung des Wortes τελευτῶσι (Z. 6) entstanden. M verstand „sterben", eine Bedeutung, die dem üblichen Gebrauch in Morb. III entspricht (vgl. z. B. S. 70,12), die aber hier nicht zugrunde liegen kann, weil im Folgenden erklärt wird, daß die Patienten nach zwölf Tagen gesund werden. Die hier angemessene Bedeutung ist „ihr Ende erreichen". Bei dieser Bedeutung wirft der von Θ überlieferte Text mit ἀποθνήσκουσι kein Problem mehr auf.

S. 88,8 ὑγιαίνονται: Vgl. S. 88,10, van Brock, S. 150–157, und Wittern, S. 151f. Die Argumentation van Brocks, daß es keine mediopassiven und passiven Formen von ὑγιαίνειν gegeben hat, erscheint mir einleuchtend. Trotzdem halte ich es nicht für richtig, solche Formen gegen die Handschriften zu ändern. Was Morb. III betrifft, so ist zu bemerken, daß van Brocks Behauptung: „On relève, dans un même texte, des variations inexplicables entre l'actif et le médio-passif. . ." (S. 151), für die beiden unabhängigen Zeugen Θ und M nicht zutrifft. Denn an den beiden Stellen, an denen diese Handschriften Formen des Verbums bieten, weisen sie beide medio-passive Formen auf: S. 88,8 und 10 ὑγιαίνονται. An den beiden anderen Stellen, die van Brock erwähnt, findet sich die aktive Form des Verbums nur in den recc. $H^{m.p.}$ und I: S. 88,20 ὑγίαινει $H^{m.p.}$ I; S. 88,26 ὑγιαίνουσιν I, während Θ und M ὑγιής bzw. ὑγιέες bieten. Das Verbum ὑγιάζειν ist in der Überlieferung von Morb. III völlig unbekannt.

S. 88,11 Ἡ δ' ἐς – ἄλλων: Die beiden hier beschriebenen Syndrome stimmen zum größten Teil sachlich miteinander überein:

S. 88,11–16	S. 88,17–20
τὸν νῶτον ὀδυνᾶται ὡς ἐκ πληγῆς	ὀδύναι τε ὀξέαι διὰ τῆς ῥάχιος ἐς τὸ στῆθος καὶ ἐς τὸν βουβῶνα τείνουσιν
εὐθὺς δὲ πτύει ὀλίγα	τὸ μὲν σίαλον καθαρόν
οὐρέει ἰχῶρα ὕφαιμον	ἡ δ' οὔρησις αἱματώδης, οἷον ἀπὸ κρεῶν ὀπτῶν ἰχῶρες
ἀποθνήσκει δὲ μάλιστα πεμπταῖος·	
εἰ δὲ μή, ἑβδομαῖος· ταύτας δὲ διαφυγὼν ζώει	οὗτος τὴν ἑβδόμην διαφυγὼν ὑγιής

In ihrem Wortlaut dagegen weisen die Syndrome wesentliche Unterschiede auf. Es ist zu vermuten, daß der Verfasser beide in seine Sammlung der Sonderarten von Rippenfellentzündung hineingebracht hat, ohne zu merken, daß sie in Wirklichkeit dasselbe Syndrom darstellen. Wenn man versucht, dieses Syndrom zu identifizieren, müssen die folgenden Einzelheiten berücksichtigt werden. Erstens: der Auswurf ist weniger wichtig als bei den anderen Rippenfellentzündungen. Zweitens: obwohl der blutige und jauchige Harn auf eine Affektion des Unterleibs hindeutet, tritt der Schmerz am deutlichsten im Brustkorb auf. Drittens: schnelle Tödlichkeit. Diese Tatsachen lassen sich am besten mit einer akuten Bauchfellentzündung erklären, wie z. B. infolge eines Ulcus perforans oder einer Pankreatitis. Solch eine Entzündung verläuft sehr schnell tödlich, könnte dadurch, daß die Nieren in Mitleidenschaft gezogen sind, zu einem blutigen und jauchigen Harn führen und ist oft durch einen in den Schultern empfundenen Schmerz (der in Wirklichkeit aus einer Reizung des am Zwerchfell liegenden Bauchfells entsteht) charakterisiert.

S. 88,13 καὶ – σῶμα: Diese extreme Schwächung des Patienten ist charakteristisch für die oben erwähnte (vgl. den Kommentar zu S. 88,11) chemisch-toxische Bauchfellentzündung.

ἰχῶρα ὕφαιμον: ἰχώρ ist hier die serös-eitrige Flüssigkeit, wie sie aus eiternden Wunden ausgeschieden wird.

S. 88,17f. τὸ μὲν – αἱματώδης: Diese Beschreibung unterscheidet sich von der vorigen darin, daß der blutige Harn an erster Stelle steht, und zwar zu dem reinen Auswurf in Gegensatz gestellt.

S. 88,19 ἐς τὸν βουβῶνα: Dieses Symptom deutet direkt darauf hin, daß die Nieren in Mitleidenschaft gezogen sind; vgl. den Kommentar zu S. 88,11.

S. 88,21 τούτων τῶν πλευριτίδων: τούτων bezieht sich nicht auf Ἐνίαις δὲ τῶν πλευριτίδων (Z. 17), sondern auf alle vorher erwähnten Arten von Rippenfellentzündung, wie die folgenden Tatsachen beweisen. Erstens: eine sehr ähnliche Beschreibung erscheint in Coac. 374: V, S. 662,21–664,2 Li., und zwar als Einheit. Zweitens: aus dem Schluß der vorigen Beschreibung (οὗτος τὴν ἑβδόμην διαφυγὼν ὑγιής), der genau dem der anderen Beschreibungen entspricht (vgl. z. B. S. 88,16 und 24), ist zu erkennen, daß mit τούτων eine neue Sonderart eingeführt wird. Drittens: die beiden als gefährlich erwähnten Fristen (sieben und einundzwanzig Tage) schließen durch ihren großen Abstand aus, daß es sich hier um nur eine einzige Sonderart handelt.

S. 88,21 τὸν νῶτον – 24 ἀποθνήσκει: Dieses Syndrom läßt sich nicht identifizieren. Auf Grund dessen, daß mehrere Organsysteme in Mitleidenschaft gezogen sind, bei der allgemeinen Schwächung des Patienten und dem verhältnismäßig langen Verlauf bietet allerdings das Endstadium einer Affektion, die sich weit über den Körper hin ausgebreitet hat (wie z. B. ein Tumor, Tuberkulose oder eine verbreitete Bakterieninfektion), die wahrscheinlichste Möglichkeit.

S. 88,25 παντοδαπαί: Vgl. Coac. 373: V, S. 662,18–21 Li., wo an der entsprechenden Stelle einer Parallelbeschreibung das Wort πάμπυοι steht. Mit dem Wort „mannigfaltig“ ist wahrscheinlich „aus vielen verschiedenen Bestandteilen bestehend“ (z. B. Blut und Eiter) gemeint. Was den Verlauf der Krankheit betrifft, würde so ein Auswurf schon am ersten Tag auf eine sich sehr schnell entwickelnde und in kurzer Zeit tödlich verlaufende Art von Rippenfellentzündung hindeuten.

S. 88,26 διαφυγόντες ὑγιέες: Nach der von M gebotenen Lesart steht diese Aussage in naher Verbindung mit der vorigen, die ebenfalls im Plural ausgedrückt ist. Das folgende μὴ γενόμενος δὲ ὑγιὴς steht im Singular, da es eine Ausnahme von der Regel ausdrückt. Es ist zu vermuten, daß in Θ der Singular διαφυγὼν ὑγιής durch den Einfluß des folgenden ὑγιὴς eingetreten ist.

S. 88,27 ὑγιὴς – ἐμπυΐσκεσθαι: Bei dieser Aussage handelt es sich um die Ausnahme von der Regel. Die Regel lautet: „Diejenigen, bei welchen . . ., sterben am dritten Tag; wenn sie aber diese Tage überstanden haben, werden sie wieder gesund." Sicherlich setzte der Verfasser dann seine Prognose mit „falls jemand aber nicht gesund wird, dann fängt bei ihm am siebenten, neunten oder zehnten Tag . . ." fort, nicht mit dem unpassenden „falls jemand aber nicht am siebenten, neunten oder zehnten Tag gesund wird, dann fängt bei ihm . . .". Meine Interpretation wird dadurch bestätigt, daß in der Parallelbeschreibung in Coac. 373: V, S. 662,19–21 Li. die Zeitangabe auf den folgenden Satzteil bezogen ist: φυγόντες δὲ ταύτας, μὴ πολὺ ῥᾷον ἔχοντες, τῇ ἑβδόμῃ ἢ ἐννάτῃ ἢ ἑνδεκάτῃ ἄρχονται ἐμπυοῦσθαι.

S. 88,28 κρέσσον – ἐπίπονον δέ: Diese allgemeine Behauptung paßt nicht gut in den Kontext dieser Stelle; denn es könnte leicht der Eindruck erweckt werden, daß der Verfasser meinte, es wäre besser, eine Vereiterung zu bekommen als gesund zu werden. Tatsächlich aber meint er, daß eine Vereiterung, obwohl schmerzhaft, nicht oft tödlich ist und daher die beste Chance zu überleben bietet. Aus diesem Grund ist sie wünschenswert.

S. 88,30 τάδε – γλῶσσαν: Veränderungen an der Zunge werden in Morb. III mehrfach als wichtige Zeichen für den Krankheitsverlauf gewertet; vgl. z. B. oben S. 74,6ff. und 82,29f. Vgl. auch den textkritischen Apparat zu dieser Stelle.

S. 88,30 εἰ μὲν – 90,1 τῆς νούσου: Vgl. oben S. 74,8f. und den Kommentar dazu.

S. 90,1 ἀνάγκη – ἀποβῆξαι: Vgl. Z. 3: ἀνάγκη δὲ πτύσαι αἷμα. Dieses Auswerfen von blutigem Schleim während der Lösungsphase der Krankheit entspricht den medizinischen Tatsachen. Vgl. oben S. 82,28 und den Kommentar dazu.

S. 90,4f. Ἔχει – ἀπαλλάξιες: Hier wird zum dritten Mal der Verlauf von Rippenfellentzündung diskutiert. Das erste Mal (S. 88,4ff.) wurde das Verhältnis zwischen dem ersten Anfall der Krankheit und ihrer Krise betont, das zweite Mal (S. 88,29ff.) das Verhältnis zwischen den an der Zunge wahrnehmbaren Anzeichen und der Krise und jetzt das Verhältnis zwischen dem Anfang des Reifens des Auswurfs und der Genesung. Aus dieser wiederholten Behandlung desselben Themas ergibt sich erstens, daß die gesamte Krankheitsbeschreibung ein Konglomerat, nicht eine organische Einheit ist (vgl. oben S. 86,15 und den Kommentar dazu), und zweitens, daß die richtige Prognose für den Verfasser eine sehr große Bedeutung hatte.

S. 90,9 τὰ μὲν – 11 γλυκέσιν: Vgl. oben S. 84,26f. und den Kommentar dazu.

S. 90,15 Ἦν – 19 ἀποπνιγήσεται: Hinter dieser Aussage steht die folgende empirische Tatsache: wenn bei einem Patienten, der dabei ist, eine wesentliche Menge eitrigen Auswurfs auszuscheiden, stark abgeführt wird, dann besteht die Gefahr, daß er wegen des Verlustes an Flüssigkeit dieses Ausscheiden nicht ausreichend leisten und infolgedessen sterben wird. Der Verfasser hat diese Tatsache in den Rahmen einer Humoraltheorie hineingestellt. Die Verknüpfungspunkte zwischen seiner Theorie und der empirischen Beobachtung schafft er mit seiner Identifikation von eitrigem Auswurf und Kot mit Galle. Was eigentlich ein Patient mit „galliger Natur" ist, wird aus der Beschreibung nicht klar, falls es nicht einfach ein Patient ist, der irgendwann galligen (d. h. eitrigen) Auswurf ausscheidet. Vgl. oben S. 84,10ff. und den Kommentar dazu. Diese gallige „Konstitution" kommt im CH mehrmals vor, wie z. B. Epid. VI 8,26: V, S. 354,1 Li.

S. 90,20 ἀριστολοχίαν: Aristolochia rotunda: runde Osterluzei.

S. 90,21 κύμινον: Cuminum cyminum: Römerkümmel.

μήκωνα λευκήν: Wahrscheinlich die weiße Sorte von Papaver somniferum: Schlafmohn.

ἄνθος χαλκοῦ: Vgl. oben S. 92,9. 15. Zur Identifizierung dieser Substanz s. J. R. Partington, Origins and development of applied chemistry, London 1935, S. 369: „Copper scales (χαλκοῦ ἄνθος; flos aeris), cuprous oxide, not to be confused with chalkanthon, were made by quenching heated copper." Vgl. Dioscurides, De materia medica V 77: III, S. 46,7–47,7 Wellm.

ὄξος: Essig, der aus sauerem Wein erzeugt wurde.

S. 90,25 πλὴν κεφαλῆς: Vgl. oben S. 74,15. Es ist zu vermuten, daß man den Kopf wegen Erkältungsgefahr nicht mit wäscht.

S. 90,25f. τὰ ὀδυνώμενα – ἐλαίῳ: Vgl. oben S. 76,6ff. und 80,12ff., wo sehr ähnliche Behandlungen empfohlen werden. An dieser Stelle heißt πυρίῃσιν nur „Umschläge", nicht „Dampfbäder". Sonst wäre es schwer zu verstehen, warum der Verfasser das Epitheton „feuchte" verwendet hat, denn Dampfbäder sind ja vom Begriff her feucht. Vgl. Acut. 21=7: I, S. 119,10–120,4 Kw.=II, S. 268,7–272,1 Li., wo trockene Umschläge erwähnt werden.

S. 90,26 ὅταν – 28 κακόν: Vgl. oben S. 74,19 und den Kommentar dazu.

S. 90,30 οὐκ: Vgl. oben S. 86,31. Hier ist wegen der dreimaligen Reihung eines ου-Diphthonges das οὐκ ausgelassen worden. Daß es in den Text gehört, folgt aus dem Substantiv βομβυλίου, das einen enghalsigen Pokal bezeichnet, wörtlich einen Pokal, der beim Ausgießen gluckert (βομβυλιάζει).

S. 90,31f. καὶ τῷ – πονέῃ: An dieser Stelle führt der Verfasser eine Theorie über Wassertherapie in Fällen, bei denen das Husten Beschwerden verursacht, vor, auf welche er vorher öfter indirekt hingedeutet hat; vgl. oben S. 76,24ff. und 88,1ff.

S. 92,1 ῥοιῆς δὲ γλυκείης ἢ οἰνώδεος χυλὸν: Der Saft des süßen oder weinartigen Granatapfels: Punica granatum. Vgl. Dioscurides, De materia medica I 110: I, S. 103,23–104,5 Wellm.

S. 92,2f. ὕπνον – διακωλύειν: Kapferer kommentiert: „Eine in manchen Fällen ausgezeichnete biologische Anweisung. Schlaf und Schlafmittel verzögern die Expektoration."

S. 92,5 καὶ φυλάσσεσθαι – 7 λαγνείας: Vgl. oben S. 72,6f.

S. 92,10 τριφύλλου καρπὸν: Vgl. oben S. 98,28; wahrscheinlich Trifolium fragiferum: Erdbeerklee.

S. 92,13f. Ἣν δὲ μὴ – στήθεσιν: Die hier erwähnten Rasselgeräusche entstehen aus dem partiellen Verschluß der Luftröhre und der Bronchien durch den zähflüssigen Auswurf der sich lösenden Lungenentzündung.

S. 92,14 μέλιτι: Mehrmals wird in Morb. III Honig als eine Basis für verschiedene pharmakologische Mittel gebraucht. Honig wäre für diesen Zweck eine gute Wahl, nicht nur wegen seiner Aufsaugfähigkeit, sondern auch, weil sein süßer Geschmack den weniger angenehmen mancher Medikamente gut verdecken würde. Vgl. Lukrez, De rerum natura I 936ff.

S. 92,16 λίτρον ὀπτὸν: Vgl. Z. 21; Natriumkarbonat: Soda.

S. 92,18 χηραμύδι: Der hier vorliegende Gebrauch dieses Wortes im Sinn von „Gefäß" ist einmalig in Morb. III; sonst stellt es immer ein Maß dar (vgl. den Kommentar zu S. 96,19). Ich halte es für möglich, daß im ursprünglichen Text an dieser Stelle χύτρῃ stand; vgl. oben S. 96,23.

ἐγχεῖν: Vgl. Littré, VII, S. 5. Ein Beispiel für die Auffassung, daß getrunkene Flüssigkeiten zu den Lungen fließen, finden wir bei dem lesbischen Dichter Alkaios (94,1 Diehl): τέγγε πλεύμονας οἴνῳ.

S. 92,22 ὕσσωπον: Ohne dieses Wort hätte der Satz keinen klaren Sinn, weil ihm ein Objekt fehlen würde. Die früheren Herausgeber haben als Objekt das des vorigen Satzes übernommen: „capparis fructus quantum tribus digitis comprehendi potest, et piper et nitrum modicum, et mel et acetum, et aquam misceto, atque haec tepida sorbenda praebeto. Altera die eadem in aceto, melle, et aqua fervefacta sorbeat" (Cornarius). Eine solche Interpretation ist jedoch wegen der Wiederholung von Weinessig, Honig und Wasser kaum sehr befriedigend.

S. 92,25 καρδάμου: Lepidium sativum: Gartenkresse.

S. 92,29 ὀρθοπνοίη: Vgl. oben S. 74,23 und den Kommentar dazu.

S. 92,30f. καὶ εὐχροίη – ἴσχει: Diese Rötung des Gesichts, besonders bei Fieber, ist charakteristisch für Tuberkulose, schließt aber andere Krankheiten nicht aus. Die anderen hier erwähnten Symptome entsprechen denjenigen eines Empyems.

S. 92,33 ἐγχέαι – πλεύμονα: Vgl. oben S. 92,18 und den Kommentar dazu.

S. 94,1 διαιτᾶν ὡς ἔμπυον: Auf Grund dieser Aussage könnte man vermuten, daß der Verfasser den hier beschriebenen Zustand von dem eines Empyems trennt; eher soll aber wohl ausgedrückt werden, daß im vorliegenden Fall die Erkrankung des Patienten an einem Empyem für die anzuwendende Diät den Ausschlag gibt.

S. 94,1f. καὶ τὴν – ἐπιρρέῃ: Vgl. oben S. 84,27f. und den Kommentar dazu.

S. 94,3 δὲ: Die M-Lesart δ' ἐν bietet einen vollkommen anderen

Sinn als die Θ-Version, nämlich: „Falls in dem Einguß weder ein Faulen noch ein Auswerfen des Eiters herbeigeführt wird". Diese Bedeutung kann sachlich kaum zutreffen, weil das Faulen und Auswerfen sicherlich nicht in der eingegossenen Flüssigkeit stattfindet.

S. 94,3f. ῥήγνυται – θώρηκα: Mit diesem Durchbruch kommt es zu einem Pyothorax, d. h. zu einem eitrigen Erguß in den Brustfellraum. Obwohl man auf dieses Ereignis aus den erwähnten Symptomen schließen könnte, wäre eine sichere Feststellung nur durch Untersuchung der Flüssigkeit selbst möglich. Es ist zu vermuten, daß ein chirurgischer Eingriff in vielen dieser Fälle unternommen wurde und daß der Verfasser seine gute Kenntnis der Krankheitsentwicklung daraus gewonnen hat.

S. 94,9 δεῖ δεκαπέντε: Aus dem Folgenden (Z. 13) wird klar, daß hier fünfzehn Tage gemeint sein müssen.

S. 94,12 ἢ: Diese Lesart ist aus mehreren Gründen derjenigen der Handschrift M vorzuziehen. Erstens: das Gegenstück zu ἢν μὲν οὖν ist nicht in diesem ἢν μὴ (wobei sogar ein δὲ fehlt) zu sehen, sondern in Ἢν δὲ μὴ πτύηται (Z. 16) und ἢν δὲ μήτε πτύηται (Z. 17). Zweitens: wenn man ἢν μὴ ... τιμωρέειν als eine zweite Protasis versteht, dann fehlt für die erste Protasis eine Apodosis. Die früheren Herausgeber haben diese fehlende Apodosis selbst ergänzt, und zwar folgendermaßen: „Per hoc tempus igitur si sponte spuere incipiat, bene habet; sin minus ..." (Foesius). Aber solch eine Ergänzung hat in Morb. III keine Parallele und ist daher unwahrscheinlich. Ferner bedeutet τιμωρέειν „mit helfen", nicht „bewirken", und paßt deswegen besser zur Θ-Lesart.

S. 94,13 δὲ: In der Form, wie der Satz in den Handschriften steht, nämlich ohne jegliche Partikel, ist er nicht akzeptabel. Es muß eine Trennung entweder vor oder nach der Phrase ἐν – πεντεκαίδεκα geben, und diese Trennung muß irgendwie angedeutet sein, am wahrscheinlichsten mit der Partikel δὲ. Vander Linden und nach ihm Littré und Ermerins haben die Trennung vor die Phrase gesetzt, und zwar durch die Hinzufügung von δὲ nach ἐν. Mack dagegen hat den Satz nach der Phrase durch die Hinzufügung von δὲ nach σπεύδειν abgebrochen. Die Lösung Vander Lindens scheint von der Sache her geeigneter zu sein; denn die Hilfe mit Medikamenten und Getränken würde sicher unmittelbar nach der spontanen Abführung eingeleitet werden und daher keine andere Zeitbestimmung brauchen. Die Bemühungen dagegen, daß der Patient aufstehe, würden gut an das Ende der Periode von fünfzehn Tagen passen.

S. 94,16 ἀποσημήνῃ – πλευρᾶς: Hier ist gemeint, daß eine in der Pleurahöhle lokalisierte Vereiterung ihre Position anzeigt. Mögliche Anzeichen wären eine Rötung oder Erwärmung der Haut, eine Verminderung der Brustkorbbewegungen oder eine Schwellung der Brust auf der beteiligten Seite. Ein spontaner Durchbruch der Vereiterung durch die Brustwand wird mit dem Terminus „empyema necessitatis" bezeichnet.

τάμνειν ἢ καῦσαι: Mit einem glühenden Eisen oder einem Messer wird in der Brustwand eine Öffnung geschaffen, durch welche der gestaute Eiter aus der Brusthöhle auslaufen kann.

S. 94,18 νῆστιν καὶ ἄποτον: Wenn der Patient Flüssigkeiten im Magen hat, könnten diese Plätschergeräusche verursachen, die der Arzt mit denjenigen, die in der Pleurahöhle entstehen, verwechseln könnte.

S. 94,18 καθίσας – 20 ἀποσημαίνει: Dies ist die berühmte Succussio Hippocratis, die für die Diagnose von Seropneumothorax (Ansammlung von Luft und Exsudat in der Pleurahöhle) gilt. Die Luft stammt meistens aus einer pathologischen Verbindung des Bronchialbaums mit der Pleurahöhle, einer Komplikation der ursprünglichen Lungenentzündung, Tuberkulose usw.

S. 94,20 ἵνα εἰδῇς: Die hier geschilderte Situation erfordert das Verbum εἰδέναι („wissen"), nicht ὁρᾶν („sehen"). Vgl. oben S. 70,25 und den Kommentar dazu.

S. 94,21 f. ὅσῳ – γίνεται: Der erste Teil dieses Satzes trifft im allgemeinen zu, daß nämlich die Muskeln der rechten Körperseite kräftiger sind als diejenigen der linken Seite. Die Aussage des zweiten Teils dürfte dagegen auf einem Trugschluß beruhen.

S. 94,23 Ἢν δὲ – κλυδάζηται: Erst im 19. Jahrhundert erkannte Laënnec, daß bei der Succussio Hippocratis ein Plätschergeräusch nur dann entstehen kann, wenn sich sowohl Luft als auch Flüssigkeit in der Pleurahöhle befinden, wie man mit einer Flasche voller Flüssigkeit leicht nachprüfen kann. Man kann also im vorliegenden Fall nichts hören, und zwar nicht, wie der Verfasser annimmt, weil der Eiter fest geworden ist, sondern weil es in der Pleurahöhle an Luft fehlt.

τὸ πύον: Vgl. oben S. 70,23. Wenn die Substanz im Brustkorb wegen ihrer Festigkeit nicht hin- und herfließen kann, dann ist „Eiter" (πύον Θ) eine passendere Bezeichnung für sie als „Flüssigkeit" (ὑγρὸν M). Auch die Aussage Z. 25, daß die Brusthöhle mit Eiter (πύου) angefüllt ist, unterstützt die Θ-Lesart.

S. 94,24 οἱ πόδες ἐποιδέωσι: Das Anschwellen der Füße wird wahrscheinlich durch Herzinsuffizienz verursacht. Es ist anzunehmen, daß dieses Symptom, ebenso wie Orthopnoe (vgl. oben S. 92,29), hauptsächlich bei Patienten vorkommt, deren vorhergehende Herzleiden durch die akute Lungenkrankheit verschlimmert wurden. Diese Verschlimmerung könnte z. B. aus der Verminderung der tauglichen Lungenmasse oder einer Perikarditis resultieren.

S. 94,25 ἐς οὖν – 28 τάμνειν: Diese sinnreiche Methode, um die in Frage kommende Seite festzustellen, beruht auf der Tatsache, daß an der Stelle, auf die sich die Infektion konzentriert, die darüberliegende Körperfläche etwas wärmer als normal sein wird. Wenn daher in nasse Erde getauchte Leinwand aufgelegt wird, wird sie an der betreffenden Stelle schneller trocken.

S. 94,25 f. Ἐρετριάδα γῆν: eine Alaunerde.

S. 94,28 καίειν ἢ τάμνειν: Dieses Wortpaar erscheint fünfmal in Morb. III, und zwar in den verschiedenen Handschriften in folgenden Wortstellungen:

	τάμνειν / καίειν	καίειν / τάμνειν
S. 94,16	Θ M H I	–

S. 94,21	–	Θ M H I
S. 94,28	M H I	Θ
S. 96,2	I	Θ M H
S. 96,3	Θ I	M H

Die Wortstellung scheint also durchaus nur durch Zufall bestimmt zu sein und hat auch keine sachliche Bedeutung für den Text. Deswegen habe ich an allen fünf Stellen die Θ-Lesart in den Text gesetzt.

S. 96,1 τῷ μοτῷ – χρῶ: Die hier erwähnte Prozedur ist bei chirurgischer Öffnung einer Vereiterung üblich. Wenn man nämlich nicht ein Stück Leinen in die Wunde hineinlegt, schließt sie sich ziemlich rasch, vor allem an der Oberfläche; dabei wird der erwünschte Zweck, nämlich daß der Eiter herausfließt, verhindert. Bei Anwendung eines Tampons fließt der Eiter heraus, und die Wunde kann sich allmählich von unten her schließen.

S. 96,2 ὅταν δὲ – 5 σχήματος: Weil die Haut über dem Rumpf nicht fest mit den darunterliegenden Geweben verbunden ist, wie z. B. diejenige auf der Sohle, wird durch die Bewegung des Patienten die Lage der Haut im Verhältnis zu den tiefer liegenden Strukturen ständig verändert. Wenn man sich also im Hinblick auf die Stelle des chirurgischen Eingriffs nach der Haut richtet, muß der Patient immer dieselbe Stellung behalten.

S. 96,5f. καὶ τὰς – πύον: Die häufigen, durch den Husten verursachten Bewegungen des Brustkorbs würden den Ausfluß des Eiters aus der Pleurahöhle vermindern, und außerdem könnte auch der negative Druck, der in der Pleurahöhle beim Husten entsteht, den Eiter bis zu einem gewissen Grad in die Brust zurückziehen.

S. 96,11f. προσπεσόντος – πλευρῇσι: Vgl. Morb. II 59: VII, S. 92,1–18 Li. und Littré, VII, S. 1ff. Dieser Genitivus absolutus bezieht sich auf ἐκπυήσιας und stellt noch eine vierte Art von Vereiterung dar, nämlich eine solche, die durch das Auffallen der Lunge gegen die Rippen verursacht wird.

S. 96,13 Ψυκτήρια δὲ: Der hier aufgeführte Katalog von kühlenden Mitteln ist inhaltlich nicht fest mit dem vorigen Teil der Schrift verbunden. Sprachlich dagegen ist er kaum oder überhaupt nicht von der übrigen Schrift zu unterscheiden. Wegen seiner starken Beziehung zum Thema „Fieber“ könnte man vermuten, daß er erst zu dem Zeitpunkt eingegliedert wurde, als Morb. III mit Hebd. zusammengesetzt wurde; vgl. oben S. 57f.

In Celsus' Listen von refrigerantia kommen in mehreren Fällen dieselben Mittel vor, die in Morb. III erwähnt sind.

Celsus, Medicina II 27: CML I, S. 95,8–11: „Refrigerant holera, quorum crudi caules adsumuntur, ut intubus et lactuca, et item coriandrum [1], cucumis [2], elixa cucurbita, beta, mora, cerasia, mala austera, pira fragilia, caro elixa, praecipueque acetum [3], sive cibus ex eo sive potio adsumitur.“

[1] Vgl. oben S. 100,9.
[2] Vgl. oben S. 98,19. 24.
[3] Vgl. oben S. 98,31.

Celsus, Medicina II 33,2f.: S. 97,16–23: „At simul et reprimunt et refrigerant herba muralis (παρθένιον vel περδείκιον appellant), serpullum, puleium[1], ocimum, herba sanguinalis, quam Graeci πολύγονον vocant, portulaca, papaveris folium, capriolique vitium, coriandrum[2], folia hyoscyamu, muscus, siser, apium[3], solanum (quam strychnon[4] Graeci vocant), brassicae folia, intubus, plantago, feniculi semen; contrita pira vel mala[5], praecipueque Cotonea[6], lenticula; aqua frigida, maximeque pluvialis[7], vinum[8], acetum[9], et horum aliquo madens ..."

S. 96,19 κοτύλας: Die verschiedenen Hohlmaßeinheiten, die in Morb. III vorkommen, lassen sich in folgendes System einordnen. Das Grundmaß war die κοτύλη, die je nach Stadt und Zeit zwischen 0,21 und 0,33 l schwankte; meistens lag sie allerdings innerhalb des engeren Bereichs von 0,24 bis 0,27 l. Die verschiedenen anderen Maße werden im Verhältnis zur κοτύλη nach folgendem Schema definiert:

12 χηραμύδες (κόγχαι)
6 κύαθοι
4 ὀξύβαφα
2 ἡμικοτύλια
} = 1 κοτύλη

2 κοτύλαι = 1 ἡμιχοίνικον
4 κοτύλαι = 1 χοῖνιξ
6 κοτύλαι = 1 ἡμίχοον
12 κοτύλαι = 1 χοῦς

In meiner Übersetzung habe ich die folgenden Äquivalente zugrunde gelegt:

1 χηραμύς	= 20 cm³	1 κοτύλη	= 0,25 l
1 κύαθος	= 40 cm³	1 ἡμιχοίνικον	= 0,5 l
1 ὀξύβαφον	= 60 cm³	1 ἡμίχοον	= 1,5 l
1 ἡμικοτύλιον	= 120 cm³	1 χοῦς	= 3 l

Zum Aufbau dieses Systems wurden LSJ und OCD benutzt.

S. 96,22 λίνου καρποῦ: Linum usitatissimum: die Frucht des normalen Leins.

ὀξύβαφον: Vgl. den Kommentar zu S. 96,19.

S. 96,23 ἑψεῖν: Die Θ-Lesart erscheint mir weniger wahrscheinlich als die von M, weil sie nicht die übliche Imperativform ἕψε bietet (vgl. oben S. 96,28. 31 und 98,22), sondern das seltenere ἕψει. Ich vermute daher, daß es sich hier um den Ausfall des letzten ν des Infinitivs nach dem Beispiel von S. 88,22 handelt, wo Θ ἐρυθριᾶ für ἐρυθριᾶν liest.

[1] Vgl. oben S. 98,30 und 100,13.
[2] Vgl. oben S. 100,9.
[3] Vgl. oben S. 96,20. 26; 98,3. 30 usw.
[4] Vgl. oben S. 70,15.
[5] Vgl. oben S. 100,3.
[6] Vgl. oben S. 100,5.
[7] Vgl. oben S. 98,1.
[8] Vgl. oben S. 98,26; 100,13 usw.
[9] Vgl. oben S. 98,31.

S. 96,27 κριθέων Ἀχιλληΐδων: Das Wort κοτύλη wird sonst in Morb. III mit dem Genitiv konstruiert; vgl. z. B. oben S. 96,22. 30; 98,2. 31; 100,8. Daß der Plural hier erforderlich ist, geht nicht nur aus dem allgemeinen Gebrauch von κριθή hervor (LSJ: „mostly in pl."), sondern auch aus der Parallelstelle S. 100,7f., an welcher der Plural in allen Hss. steht. Foesius kommentiert in seiner „Oeconomia": „hordeum Achilleum, hoc est magnum, plenum et optimum".

S. 96,28 χοέα: Vgl. den Kommentar zu S. 96,19.

S. 96,31 ἡμιχόεα: Vgl. den Kommentar zu S. 96,19.

πηλῷ – καταλείψας: Was eigentlich bestrichen wird, ist vom Kontext her nicht klar. Calvus und Pylander haben diese Worte in ihrer Übersetzung ausgelassen. Seit der Übersetzung von Cornarius (1546) wurde „Topf" als Objekt ergänzt: „olla luto piloso oblita".

S. 98,2 κοτύλῃ: Allein wegen der Θ-Lesart an dieser Stelle können wir nicht sicher sein, daß die Tradition tatsächlich einen Dativ bietet; denn Θ liest regelmäßig ein Iota adscriptum im Nominativ. Aus der Konstruktion mit ἐπιχέας ist es jedoch klar, daß ein Dativ erforderlich ist; vgl. oben Z. 22.

S. 98,4 σταφίδιοι . . . οἶνοι: Vinum passum: Rosinenwein.

S. 98,5 τρύγες – ὑδαρέες: Tresterwein; ein minderwertiger Wein, der aus schon gekelterten Hülsen erzeugt wurde; vgl. Vict. II 52: VI, S. 556,10–12 Li.

S. 98,6 ἀσταφίδος λευκῆς: Zum Genitiv vgl. oben S. 96,27 und den Kommentar dazu. Plinius diskutiert beide Arten von ἀσταφίς, die kultivierte und die wilde Art, Naturalis historia XXIII 15–18. Nach zwei seiner Bemerkungen wäre es anzunehmen, daß in Morb. III die kultivierte Art gemeint ist. Erstens: Plinius betont die Wirksamkeit von kultivierten Rosinen, besonders der weißen, von denen die Kerne entfernt worden sind. Zweitens: in seiner Beschreibung der wilden Sorte sagt er, daß sie beim Reifen schwarz werden.

κοτύλην: Der Akkusativ scheint mir hier notwendig zu sein sowohl wegen der Parallelsetzung des Akkusativs χεῖρα als auch wegen des allgemeinen Gebrauchs in diesem Katalog.

S. 98,6f. πενταφύλλου ῥιζέων: Potentilla reptans: kriechendes Fingerkraut.

S. 98,7 χεῖρα πλέην: Eine „Handvoll", d. h. mehr als eine „kleine Handvoll" (δραχμίς); vgl. Z. 11 und den Kommentar dazu.

S. 98,9 κρίμνων κριθέων: Foesius kommentiert das Wort κρίμνον in seiner „Oeconomia": „farina crassior dicitur, et crassiorem in modum aut negligentius molita, et quae per cribrum laxiora habens foramina transmissa est".

ἡμιχοίνικον: Vgl. den Kommentar zu S. 96,19.

S. 98,11 ἀδιάντου: Vgl. oben S. 100,1. 10. Diese Pflanze ist wahrscheinlich mit Adiantium capillus Veneris (Frauenhaar) zu identifizieren.

δραχμίδα: Wörtlich „kleine Handvoll", als Diminutiv der Maßangabe δραχμή, die die Grundbedeutung „so viel, wie man in einer Hand halten kann" hat. Daß dieses Wort ein sehr ähnliches, wenn nicht das gleiche Maß darstellt wie ὅσον τοῖσι τρισὶ δακτύλοισι λαβεῖν (vgl. oben S. 86,17), geht aus der folgenden Stelle (Morb. II 55: VII, S. 86,14f. Li.) hervor: καὶ ὀριγάνου δραχμίδα ὅσην τοῖσι τρισὶ δακτύλοισι περιλαβεῖν. Vgl. Int. 35: VII, S. 254,20f. Li.

S. 98,15 καχρύων: Nach Menge und Vorbereitung zu schließen, ist sicherlich ὁ κάχρυς („geröstete Gerste") gemeint, was Gorraeus kommentiert: „Dicitur a quibusdam hordeum in furno tostum, ut facilius commoli possit et in farinam redigi". Die andere grammatisch mögliche Ableitung wäre die von τὸ κάχρυ, der Frucht des Weihrauchbaumes. Vgl. Theophrast, Historia plantarum IX 11,10: τῶν δὲ λιβανωτίδων (Lecokia cretica) δύο γάρ εἰσιν, ἡ μὲν ἄκαρπος, ἡ δὲ κάρπιμος ... καλεῖται δὲ ὁ καρπὸς κάχρυ.

S. 98,18 ἄγει: Das Verbum simplex wird hier in der Bedeutung „abführen" anstelle des Terminus technicus ὑπάγειν verwendet; vgl. z. B. oben Z. 13.

S. 98,19 σικύου πέπονος: Cucumis Melo: gemeine Melone.

πάλην: Zum Akkusativ vgl. oben Z. 6 κοτύλην und den Kommentar dazu.

S. 98,21 ὀρόβους: Vgl. oben Z. 22. 23. 25. Vicia ervilia: Erve oder Stachelwicke.

S. 98,24 κύαθον: In diesem Wort ist wahrscheinlich sowohl der ursprüngliche Sinn („Schöpflöffel") als auch der übertragene Sinn eines Maßes enthalten; vgl. den Kommentar zu S. 96,19.

S. 98,24f. καὶ – πάλην: Die traditionelle Interpretation dieser Stelle wirft mehrere Probleme auf. In der H$^{m.p.}$I-Version des Textes, die in allen Ausgaben außer bei Ermerins steht (τὴν ἐκ τῶν ὀρόβων πάλην), fehlt eine Verbindung mit dem vorigen Teil des Satzes; auch der Kasuswechsel zwischen τῆς τοῦ σικύου πάλης und τὴν ἐκ τῶν ὀρόβων πάλην ist vollkommen unerklärlich. Der MH-Text, in dem τὴν fehlt, ist noch unverständlicher. Ermerins hat die ganze Phrase als eine Dittographie getilgt. Die Lösung liegt in der Θ-Lesart, die ich in meinen Text aufgenommen habe, und zwar muß man καὶ ἐκ τῶν ὀρόβων πάλην als eine Parallele zu ὀρόβους – σικύου πάλης (Z. 21–24) verstehen. Zuerst wird ein flüssiges Ervenpräparat beschrieben, dann wird auch das pulverartige Ervenpräparat kurz erwähnt. Zu dem Akkusativ vgl. den Kommentar zu S. 98,6.

S. 98,30 τρὶς τῇ χειρὶ: „drei Handvoll"; vgl. den Kommentar zu S. 98,7.

γληχοῦς: Vgl. oben S. 100,13; Mentha pulegium: Poleiminze.

S. 100,3 μῆλα εὐώδεα γλυκέα: Pyrus malus: wahrscheinlich eine süße Art des normalen Apfels.

S. 100,5 μῆλα Κυδώνια: Cydonia vulgaris: Quitte.

S. 100,7 ἐρεβίνθων λευκῶν: Cicer arietinum: Kichererbse.

S. 100,8 κνήκου: Carthamus tinctorius: Saflor.

S. 100,9 μίνθην: Mentha viridis: grüne Roßminze.

κορίαννον: Coriandrum sativum: Koriander.

INDICES

* = exempla; → = vide

I. INDEX NOMINVM

II. INDEX VERBORVM

Bei Fragen zur Produktsicherheit wenden Sie sich bitte an:
If you have any questions regarding product safety,
please contact:

Walter de Gruyter GmbH
Genthiner Straße 13
10785 Berlin
productsafety@degruyterbrill.com